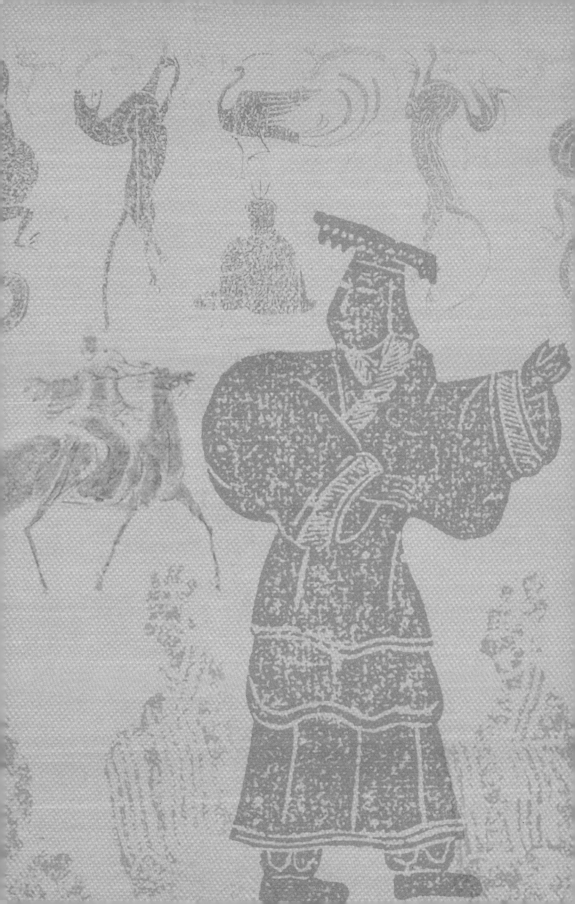

中国古医籍整理丛书

婴 儿 论

清·周士祢 著

江月斐 校注

中国中医药出版社
·北 京·

图书在版编目（CIP）数据

婴儿论/（清）周士祢著；江月斐校注 . —北京：
中国中医药出版社，2015.1（2021.1 重印）
（中国古医籍整理丛书）
ISBN 978-7-5132-2146-7

Ⅰ . ①婴… Ⅱ . ①周…②江… Ⅲ . ①中医儿科学-中国-清代
Ⅳ . ①R272

中国版本图书馆 CIP 数据核字（2014）第 273244 号

中 国 中 医 药 出 版 社 出 版
北京经济技术开发区科创十三街 31 号院二区 8 号楼
邮政编码 100176
传真 010 64405721
廊坊市祥丰印刷有限公司印刷
各地新华书店经销

*

开本 710×1000 1/16 印张 9.5 字数 101 千字
2015 年 1 月第 1 版 2021 年 1 月第 2 次印刷
书 号 ISBN 978-7-5132-2146-7

*

定价 29.00 元
网址 www.cptcm.com

前　言

　　中医药古籍是传承中华优秀文化的重要载体，也是中医学传承数千年的知识宝库，凝聚着中华民族特有的精神价值、思维方法、生命理论和医疗经验，不仅对于传承中医学术具有重要的历史价值，更是现代中医药科技创新和学术进步的源头和根基。保护和利用好中医药古籍，是弘扬中国优秀传统文化、传承中医学术的必由之路，事关中医药事业发展全局。

　　1949 年以来，在政府的大力支持和推动下，开展了系统的中医药古籍整理研究。1958 年，国务院科学规划委员会古籍整理出版规划小组在北京成立，负责指导全国的古籍整理出版工作。1982 年，国务院古籍整理出版规划小组召开全国古籍整理出版规划会议，制定了《古籍整理出版规划（1982—1990）》，卫生部先后下达了两批 200 余种中医古籍整理任务，掀起了中医古籍整理研究的新高潮，对中医文化与学术的弘扬、传承和发展，发挥了极其重要的作用，产生了不可估量的深远影响。

　　2007 年《国务院办公厅关于进一步加强古籍保护工作的意见》明确提出进一步加强古籍整理、出版和研究利用，以及

"保护为主、抢救第一、合理利用、加强管理"的方针。2009年《国务院关于扶持和促进中医药事业发展的若干意见》指出，要"开展中医药古籍普查登记，建立综合信息数据库和珍贵古籍名录，加强整理、出版、研究和利用"。《中医药创新发展规划纲要（2006—2020)》强调继承与创新并重，推动中医药传承与创新发展。

2003~2010年，国家财政多次立项支持中国中医科学院开展针对性中医药古籍抢救保护工作，在中国中医科学院图书馆设立全国唯一的行业古籍保护中心，影印抢救濒危珍本、孤本中医古籍1640余种；整理发布《中国中医古籍总目》；遴选351种孤本收入《中医古籍孤本大全》影印出版；开展了海外中医古籍目录调研和孤本回归工作，收集了11个国家和2个地区137个图书馆的240余种书目，基本摸清流失海外的中医古籍现状，确定国内失传的中医药古籍共有220种，复制出版海外所藏中医药古籍133种。2010年，国家财政部、国家中医药管理局设立"中医药古籍保护与利用能力建设项目"，资助整理400余种中医药古籍，并着眼于加强中医药古籍保护和研究机构建设，培养中医古籍整理研究的后备人才，全面提高中医药古籍保护与利用能力。

在此，国家中医药管理局成立了中医药古籍保护和利用专家组和项目办公室，专家组负责项目指导、咨询、质量把关，项目办公室负责实施过程的统筹协调。专家组成员对古籍整理研究具有丰富的经验，有的专家从事古籍整理研究长达70余年，深知中医药古籍整理研究的重要性、艰巨性与复杂性，履行职责认真务实。专家组从书目确定、版本选择、点校、注释等各方面，为项目实施提供了强有力的专业指导。老一辈专家的学术水平和智慧，是项目成功的重要保证。项目承担单位山东中医药大学、南京中医药大学、上海中医药大学、福建中医药大学、浙江省中医药研究院、陕西省中医药研究院、河南省中医药研究院、辽宁中医药大学、成都中医药大学及所在省市中医药管理部门精心组织，充分发挥区域间互补协作的优势，并得到承担项目出版工作的中国中医药出版社大力配合，全面推进中医药古籍保护与利用网络体系的构建和人才队伍建设，使一批有志于中医学术传承与古籍整理工作的人才凝聚在一起，研究队伍日益壮大，研究水平不断提高。

本着"抢救、保护、发掘、利用"的理念，该项目重点选择近60年未曾出版的重要古医籍，综合考虑所选古籍的保护价值、学术价值和实用价值。400余种中医药古籍涵盖了医经、基础理论、诊法、伤寒金匮、温病、本草、方书、内科、外科、女科、儿科、伤科、眼科、咽喉口齿、针灸推拿、养生、医案医话医论、医史、临证综合等门类，跨越唐、宋、金元、明以迄清末。全部古籍均按照项目办公室组织完成的行业标准《中医古籍整理规范》及《中医药古籍整理细则》进行整理校注，绝大多数中医药古籍是第一次校注出版，一批孤本、稿本、抄本更是首次整理面世。对一些重要学术问题的研究成果，则集中收录于各书的"校注说明"或"校注后记"中。

"既出书又出人"是本项目追求的目标。近年来，中医药古籍整理工作形势严峻，老一辈逐渐退出，新一代普遍存在整理研究古籍的经验不足、专业思想不坚定等问题，使中医古籍整理面临人才流失严重、青黄不接的局面。通过本项目实施，搭建平台，完善机制，培养队伍，提升能力，经过近5年的建设，锻炼了一批优秀人才，老中青三代齐聚一堂，有效地稳定了研究队伍，为中医药古籍整理工作的开展和中医文化与学术的传承提供必备的知识和人才储备。

本项目的实施与《中国古医籍整理丛书》的出版，对于加强中医药古籍文献研究队伍建设、建立古籍研究平台，提高古籍整理水平均具有积极的推动作用，对弘扬我国优秀传统文化，推进中医药继承创新，进一步发挥中医药服务民众的养生保健与防病治病作用将产生深远影响。

第九届、第十届全国人大常委会副委员长许嘉璐先生，国家卫生计生委副主任、国家中医药管理局局长、中华中医药学会会长王国强先生，我国著名医史文献专家、中国中医科学院马继兴先生在百忙之中为丛书作序，我们深表敬意和感谢。

由于参与校注整理工作的人员较多，水平不一，诸多方面尚未臻完善，希望专家、读者不吝赐教。

国家中医药管理局中医药古籍保护与利用能力建设项目办公室
二〇一四年十二月

许 序

"中医"之名立，迄今不逾百年，所以冠以"中"字者，以别于"洋"与"西"也。慎思之，明辨之，斯名之出，无奈耳，或亦时人不甘泯没而特标其犹在之举也。

前此，祖传医术（今世方称为"学"）绵延数千载，救民无数；华夏屡遭时疫，皆仰之以度困厄。中华民族之未如印第安遭染殖民者所携疾病而族灭者，中医之功也。

医兴则国兴，国强则医强。百年运衰，岂但国土肢解，五千年文明亦不得全，非遭泯灭，即蒙冤扭曲。西方医学以其捷便速效，始则为传教之利器，继则以"科学"之冕畅行于中华。中医虽为内外所夹击，斥之为蒙昧，为伪医，然四亿同胞衣食不保，得获西医之益者甚寡，中医犹为人民之所赖。虽然，中国医学日益陵替，乃不可免，势使之然也。呜呼！覆巢之下安有完卵？

嗣后，国家新生，中医旋即得以重振，与西医并举，探寻结合之路。今也，中华诸多文化，自民俗、礼仪、工艺、戏曲、历史、文学，以至伦理、信仰，皆渐复起，中国医学之兴乃属必然。

迄今中医犹为国家医疗系统之辅，城市尤甚。何哉？盖一则西医赖声、光、电技术而于20世纪发展极速，中医则难见其进。二则国人惊羡西医之"立竿见影"，遂以为其事事胜于中医。然西医已自觉将入绝境：其若干医法正负效应相若，甚或负远逾于正；研究医理者，渐知人乃一整体，心、身非如中世纪所认定为二对立物，且人体亦非宇宙之中心，仅为其一小单位，与宇宙万象万物息息相关。认识至此，其已向中国医学之理念"靠拢"矣，虽彼未必知中国医学何如也。唯其不知中国医理何如，纯由其实践而有所悟，益以证中国之认识人体不为伪，亦不为玄虚。然国人知此趋向者，几人？

国医欲再现宋明清高峰，成国中主流医学，则一须继承，一须创新。继承则必深研原典，激清汰浊，复吸纳西医及我藏、蒙、维、回、苗、彝诸民族医术之精华；创新之道，在于今之科技，既用其器，亦参照其道，反思己之医理，审问之，笃行之，深化之，普及之，于普及中认知人体及环境古今之异，以建成当代国医理论。欲达于斯境，或需百年欤？予恐西医既已醒悟，若加力吸收中医精粹，促中医西医深度结合，形成21世纪之新医学，届时"制高点"将在何方？国人于此转折之机，能不忧虑而奋力乎？

予所谓深研之原典，非指一二习见之书、千古权威之作；就医界整体言之，所传所承自应为医籍之全部。盖后世名医所著，乃其秉诸前人所述，总结终生行医用药经验所得，自当已成今世、后世之要籍。

盛世修典，信然。盖典籍得修，方可言传言承。虽前此50余载已启医籍整理、出版之役，惜旋即中辍。阅20载再兴整理、出版之潮，世所罕见之要籍千余部陆续问世，洋洋大观。

今复有"中医药古籍保护与利用能力建设"之工程，集九省市专家，历经五载，董理出版自唐迄清医籍，都 400 余种，凡中医之基础医理、伤寒、温病及各科诊治、医案医话、推拿本草，俱涵盖之。

噫！璐既知此，能不胜其悦乎？汇集刻印医籍，自古有之，然孰与今世之盛且精也！自今而后，中国医家及患者，得览斯典，当于前人益敬而畏之矣。中华民族之屡经灾难而益蕃，乃至未来之永续，端赖之也，自今以往岂可不后出转精乎？典籍既蜂出矣，余则有望于来者。

谨序。

第九届、十届全国人大常委会副委员长

许嘉璐

二〇一四年冬

王 序

　　中医学是中华民族在长期生产生活实践中，在与疾病作斗争中逐步形成并不断丰富发展的医学科学，是中国古代科学的瑰宝，为中华民族的繁衍昌盛作出了巨大贡献，对世界文明进步产生了积极影响。时至今日，中医学作为我国医学的特色和重要医药卫生资源，与西医学相互补充、相互促进、协调发展，共同担负着维护和促进人民健康的任务，已成为我国医药卫生事业的重要特征和显著优势。

　　中医药古籍在存世的中华古籍中占有相当重要的比重，不仅是中医学术传承数千年最为重要的知识载体，也是中医为中华民族繁衍昌盛发挥重要作用的历史见证。中医药典籍不仅承载着中医的学术经验，而且蕴含着中华民族优秀的思想文化，凝聚着中华民族的聪明智慧，是祖先留给我们的宝贵物质财富和精神财富。加强对中医药古籍的保护与利用，既是中医学发展的需要，也是传承中华文化的迫切要求，更是历史赋予我们的责任。

　　2010年，国家中医药管理局启动了中医药古籍保护与利用能力建设项目。这既是传承中医药的重要工程，也是弘扬优秀民族文化的重要举措，不仅能够全面推进中医药的有效继承和创新发展，为维护人民健康做出贡献，也能够彰显中华民族的璀璨文化，为实现中华民族伟大复兴的中国梦作出贡献。

相信这项工作一定能造福当今，嘉惠后世，福泽绵长。

国家卫生和计划生育委员会副主任

国家中医药管理局局长

中华中医药学会会长

王国强

二〇一四年十二月

王序

马 序

马
序

　　新中国成立以来，党和国家高度重视中医药事业发展，重视古籍的保护、整理和研究工作。自 1958 年始，国务院先后成立了三届古籍整理出版规划小组，分别由齐燕铭、李一氓、匡亚明担任组长，主持制订了《整理和出版古籍十年规划（1962—1972)》《古籍整理出版规划（1982—1990)》《中国古籍整理出版十年规划和"八五"计划（1991—2000)》等，而第三次规划中医药古籍整理即纳入其中。1982 年 9 月，卫生部下发《1982—1990 年中医古籍整理出版规划》，1983 年 1 月，中医古籍整理出版办公室正式成立，保证了中医古籍整理出版规划的实施。2002 年 2 月，《国家古籍整理出版"十五"（2001—2005）重点规划》经新闻出版署和全国古籍整理出版规划领导小组批准，颁布实施。其后，又陆续制定了国家古籍整理出版"十一五"和"十二五"重点规划。国家财政多次立项支持中国中医科学院开展针对性中医药古籍抢救保护工作，文化部在中国中医科学院图书馆专门设立全国唯一的行业古籍保护中心，国家先后投入中医药古籍保护专项经费超过 3000 万元，影印抢救濒危珍、善、孤本中医古籍 1640 余种，开展了海外中医古籍目录调研和孤本回归工作。2010 年，国家财政部、国家中医药管理局安排国家公共卫生专项资金，设立了"中医药古籍保护与利用能力建设项目"，这是继 1982～1986 年第一批、第二批重要中医药古籍整理之后的又一次大规模古籍整理工程，重点整理新中国成立后未曾出版的重要古籍，目标是形成并普及规范的通行本、传世本。

为保证项目的顺利实施，项目组特别成立了专家组，承担咨询和技术指导，以及古籍出版之前的审定工作。专家组中的许多成员虽逾古稀之年，但老骥伏枥，孜孜不倦，不仅对项目进行宏观指导和质量把关，更重要的是通过古籍整理，以老带新，言传身教，培养一批中医药古籍整理研究的后备人才，促进了中医药古籍保护和研究机构建设，全面提升了我国中医药古籍保护与利用能力。

作为项目组顾问之一，我深感中医药古籍保护、抢救与整理工作的重要性和紧迫性，也深知传承中医药古籍整理经验任重而道远。令人欣慰的是，在项目实施过程中，我看到了老中青三代的紧密衔接，看到了大家的坚持和努力，看到了年轻一代的成长。相信中医药古籍整理工作的将来会越来越好，中医药学的发展会越来越好。

欣喜之余，以是为序。

中国中医科学院研究员

马继兴

二〇一四年十二月

校注说明

《婴儿论》系清代医家周士祢著。周士祢（生卒年不详），福建福州人，约生活于乾隆年间。《婴儿论》成书于乾隆四十三年（1778），原稿国内疑未刊行。此书十九年后传入日本，受到日本医家的高度重视，认为"周氏之精哑科，犹叶生鉴病于镜，脏腑癥结，了然可知也"，对其有较高的评价，并于日本宽政九年丁巳（1797）由日本平安书铺刻印出版。书中凡属儿科疾病多有论及，对儿科常见疾病辨证准确。

《婴儿论》国内版本尚无以得见，据《中国中医古籍总目》（2007 年 12 月第 1 版），现存《婴儿论》版本情况如下：日本宽政九年丁巳（1797）刻本，现收藏于北京大学图书馆、中国中医科学院图书馆、中华医学会上海分会图书馆（上海市医学会图书馆）。其中中华医学会上海分会图书馆馆藏的刻本（简称"上海本"）保存完好，印刷较清晰，本次校注以该馆馆藏的刻本为底本，以《金匮要略》《伤寒论》等古典医籍作为参校。

关于本次校注整理的几点说明：

1. 原书为繁体竖排，今改为规范的简体横排。书中的方位词"右"统一改为"上"，方位词"右上"改为"上前"，不出校记。

2. 底本中的异体字、古今字、俗写字，统一以规范简体字律齐，不出校记。

3. 凡明显错别字，径予更改，不出校记，如：剂量"一钱七"径改为"一钱匕"，炮制法"灸"径改为"炙"等。

4. 关于中药名，凡明显错别字的，径予更改，不出校记，如"石苇"径改为"石韦"等。而中药别名、古名等，不予更改，比较生僻的出注，如：恶实：牛蒡子之别名；钓藤：即钩藤，《本草纲目》及其以前古本草均以钓藤为正名，今乃称钩藤。

5. 底本中的通假字予以保留，首次出现出校记。

6. 个别生僻病证名，首次出现出校记解释。个别生僻字词首次出现出校记解释或加注音。

7. 底本无目录，此次校注为方便查阅提取标题编排目录。

8.《婴儿论》正文第一篇卷首处原有"婴儿论""清福州周士祢著""闽中郡李子安撰次"共十八字，现删除。附录内容结尾处原有"婴儿论尾"四字，现删除。

序

人之所爱，莫有过爱子者也。而爱之至，不能无所忧，忧之至，莫有过忧其疾者也。唯其疾是忧，不知所以除之之道而可乎？传云：有疾不择医，为不慈不孝。夫苟欲免不慈不孝之讥，宜莫如择医之良矣。夫医之为技，不专其科，则不能得也。志分道歧，则其技亦不能精也，如甘绳之射①，宁越之学②，轮扁之斫轮③，佝偻丈人之承蜩④，可以观也已。自非神完守固，外物不胶者，何能有慧解哉？是以医之为技，专门之士而往往有良言。平安广川子专业哑科，来游于吾崎，留二岁，术日大行，即越人之过咸阳也。予颇好方脉之书，广川子请与予交，每或相会，辄及脉家之说。一日携清人周士祢《婴儿论》，告曰：某曩⑤购此书，实如获异宝，既而验之，发惊、疳、癖诸症，率皆无不奇中。周氏之于小方脉，可谓精矣。予欲附之剞

---

① 甘绳之射：即"不射之射"。春秋战国时期，峨眉山上有一箭术高超的甘绳老人，能不用弓箭而使苍鹰落地。喻技艺高超。

② 宁越之学：宁越为战国时中牟人，他家世代以种田为生，为免除种田的辛苦，他刻苦读书15年，终因品学兼优，周成公聘他为师。喻只有立志苦学，方能终有所成。

③ 轮扁之斫轮：指精湛的技艺。轮扁斫轮出自《庄子·天道》："桓公读书于堂上，轮扁斫轮于堂下。"轮扁：指春秋时齐国有名的造车工人；斫轮：用刀斧砍木制造车轮。

④ 承蜩（zhěngtiáo 整条）：以竿取蝉。承，通"拯"，典出《庄子·达生》，有佝偻老人承蜩故事。喻全神贯注，技艺高超。

⑤ 曩（nǎng 攮）：以往，从前。

剞劂①，以公于天下。子幸赐弁②一言，可以行远也。予受卒业，乃叹曰：周氏之精哑科，犹叶生鉴病于镜，脏腑癥结，了然可知也。盖神完守固，外物不胶，而后得者也。广川子之获之，亦不异越人之遇长桑君也。斯书之行也，天下之爱其子而忧其疾者，必延熟斯书之医，则亦可不谓知所择哉，夫然后庶几免不慈之讥矣乎！

宽政丁巳③孟陬望日长崎吉村正隆士兴题

---

① 剞劂（jījué 机决）：雕板；刻印。

② 弁（biàn 变）：古人加冠谓之弁，此引申为序文之意。

③ 宽政丁巳：即宽政九年（1797）。宽政是日本天皇的年号之一，在天明之后、享和之前，指西元 1789 年到 1800 年的期间。

序

　　天下无医书，有医书者，长沙之书也。虽然专于伤寒，而有缺婴孩与杂病。是天出其人，而未尽者欤。顷者，周士祢先生著《婴儿论》，请序于予。予翻卷以诵，其始于初生，终于杂病，其体全拟长沙之书。盖先生业哑科，而嗜长沙之书，亲谓韦编①数次绝矣。有人诘曰：长沙是哑科之祖者乎？笑曰：庄周所谓无用之用，颇识斯意，则可与论此癖也。其所著蕴奥，实仿佛长沙之口气，其起死肉骨②则世遍所知。予何敢赘矣？呜呼！天运循环，或有迟速，尝出长沙氏，而后千有五百年，今又出周氏，遂全其所缺。自是以后，长沙与周氏，两衡于天地之间，而后应知予之所论非过当矣。予深感周氏能得长沙之骨髓，而醒世之言，以充其所缺，因妄习数言，冠其首，以为之叙。

乾隆戊戌③三月之望福州信伯虎谨题

---

　　①　韦编：古代用竹简书写，用皮绳编缀称"韦编"。韦，经去毛加工制成的柔皮。成语"韦编三绝"出自《史记·孔子世家》，比喻读书勤奋用功。

　　②　起死肉骨：即"起死人肉白骨"。把死人救活，使白骨再长出肉来。语出《国语·吴语》："君王之于越也，医起死人而肉白骨也。"比喻给人极大的恩德。

　　③　乾隆戊戌：即乾隆四十三年（1778）。

目 录

辨初生脉证并治第一

儿初生，肌肤至红，啼声吃吃，胸腹坚硬者，此为热毒所致。

儿生下，身体石硬，啼声沉浊者，此为寒毒所致。

儿落草，肌肉淡白，啼声微细者，此为虚质，难养也。

儿始生，发黑体实，遍身顺和，啼声高朗者，为无病也。

儿口内含瘀浊，先急拭去，而宜与甘连汤，以吐若泻也。

初生，肌肤淡白，啼声虚微者，为血气所亏也，宜五香汤主之。

五香汤方

丁香三分　藿香二分　木香二分　沉香三分　红花三分　甘草二分

上六味，以沸汤五合渍之须臾，绞去滓，分温服。

儿为纯阳，若身红如燃，及胸腹石硬者，宜甘连汤主之。

甘连汤方

甘草三分　黄连二分　大黄三分

上三味，以沸汤渍之须臾，绞去滓，用绵缠子蘸，以令儿吮之。

儿初生无脉，周时微动也。婴儿脉，大指下六七至，是为常脉也。

儿脉龀髫①，一息七八至，为无病也。童幼②脉，一息五六至，为常脉也。

---

① 龀髫（chèntiáo 衬条）：指童年。

② 幼（guàn 惯）：年幼。

儿初生，二晬①时，则与乳而可。若速与乳，则使毒内伏，遂为疮疹之病也。

儿生下，黑便当续出。若稠黏而少者，甘连加大黄汤主之。

儿落草，胸腹石硬者，为毒多，宜攻击方。

儿浊便竭者，可与乳饵；不竭者，未可与乳饵。若误与者，后必致胎毒之病也。

儿初浴后，六日而浴，尔后隔日而浴，三七后减浴。若妄浴者，致风寒之病也。

落脐后湿烂者，为恶候也，桃花笺傅②之。

儿初生，妄灸者，发惊，无病不可逆灸也。

落带后，欲浴者，宜文蛤油傅之。

文蛤油方

川文蛤一钱　甘草一分

上二味，研筛，调清油傅之。

儿初生，脐疮出血，啼叫不安者，以白石脂研傅之。

儿初生，奶汁稀少，饲以佗③物则致奶癖④，或惊痫泻痢之病也。

儿初生，遍身微冷，啼声不发者，宜蜜附汤主之。

蜜附汤方

人参三分　蜜香三分　附子二分　干姜二分

上五味，以水一升，煮取七合，去滓，分温服。

---

① 晬（zuì 醉）：一昼夜。
② 傅：通"敷"。
③ 佗：通"他""它"。
④ 奶癖：中医病证名，即乳癖，是指妇女乳房部常见的慢性良性肿块，以乳房肿块和胀痛为主症，常见于中青年妇女。此指小儿膈下的硬块。

儿初生，哺饭者，以周岁为可，法用陈米饭。始哺之，要研烂如泥，与乳每日与一二匙，渐至完饭。儿四五岁者，不与乳而无妨。二三岁者，未可断乳，若强断，则致疳癖之病也。

儿颅门跳动者，为筋骨不实，宜五香加僵蚕汤主之。

儿身体羸弱，肌肤干燥者，宜活血汤主之。

活血汤方

当归一钱　芍药一钱　红曲五分　甘草三分

上四味，以水一升，煮取七合，去滓，分温服。

儿颅成八字，名解颅，此为缺乳所致也。

儿溏泻，真阳必陷降，遂致囟陷者，健骨汤主之。

儿语迟属口软，行迟属脚软，此为体气虚缺所致，宜健骨汤主之。

健骨汤方

人参二分　当归五分　白僵蚕五分　莲蕊二分　野蚕三分　甘草二分　生姜二分

上七味，以水一升，煮取七合，去滓，分温服。

儿口疮如①雪，为白雪疮，腹中饥欲乳，口为妨，用罗缠指头，酿薄荷汤，以屡拭，宜火济汤。

火济汤方

黄连三分　黄芩三分　黄柏二分　栀子二分，炒　茉莉白二分

上五味，以水一升，煮四味，取七合，去滓，内②茉莉白，搅调，分温服。

---

① 如：原作"加"，据北大本改。

② 内：通"纳"。

儿鹅口者，即白雪疮也。若喉内肿者，名乳蛾，有双、单，俱胎毒热灼所致，宜火炭母汤。

火炭母汤方

火炭母一钱　大黄　芒硝各三分　桔梗五分　甘草二分

上五味，以水一升，煮四味，取七合，去滓，内芒硝，搅调，分温服。

乳蛾，咽肿热痛，啼声不出，乳饵不能者，碧雪主之。

碧雪方

芒硝六两　寒水石一两　青果十个，去核　甘草半两，研

上四味，以水一斗，煮至半斗，内蓝板，以色碧为度，不住手搅，和匀，倾盆内，经宿凝成雪，研末，每含咽三分，或以水服一钱匕。

儿初生，脐疮，若遗毒蚀烂者，宜桃花笺贴之。

桃花笺方

石灰二两

上一味，以雪水五升，渍二旬，加辰砂搅调，色如桃花为度，以酿笺子一旬，晒干寸裂，贴患处。

儿舌下肿，尖如小舌，名曰重舌，此为热毒所致，急用铍针刺之，血出当差①，仍灸廉泉。若再发者，以不灸故也。

儿初生，元阳未实，若乳饵失节，若努力啼号，必脐尖，名曰脐突，宜消瘠汤。

脐尖如旋螺，脉数实者，枳芍加芒硝汤主之。

---

① 差：病愈。差，通“瘥”。

枳芍加芒硝汤方

枳实三分　芍药五分，炒　芒硝三分

上三味，以水一升，煮取七合，去滓，分温服。

儿初生，眼目不开，脉必数，若大便难，此为胎热所致，宜甘连加大黄汤，傅以熊胆汁。

儿初生，皮肉锁其谷道，此为锁肛，法急割破，大便当通，若不通者难治。

儿变蒸，此为胎毒散，宜红花汤主之。

红花汤方

红花三分　大黄三分　黄连三分　芒硝三分　甘草二分

上五味，㕮咀，以水一升，煮取七合，去滓，分温频频服。

儿交奶为病，必发热，或有疥者即是也，宜犀角消毒汤。

犀角消毒汤方

犀角二分　荆芥五分　防风五分　牛房子①五分　甘草二分

上五味，以水一升，煮五味，取七合，去滓，内犀角屑，搅调分服。

儿初生，身热不解，大便如胶，名曰胎热，必发口疮，若剧者，发丹毒，宜红花汤主之。

诸热温温，元真昏晦者，发惊。若虫动，若胎毒，亦发惊。

儿初生，身热四五日，红班②簇簇者，为丹毒，宜火济加辰砂汤。

儿初生，身体肥厚，反筋骨乏力，名曰胎肥，宜大麦煎

---

① 牛房子：北大本作"牛蒡子"。

② 班：通"斑"。

主之。

大麦煎方

茯苓五分　砂仁三分　马舄①三分　麦芽五分

上四味，以水一升，先煮麦芽，减二合，内诸药，再煮取六合，去滓，分温服。

儿始生，露骨柴削，晨暮啼躁不安，名曰胎瘦，宜养肝汤。

养肝汤方

缩砂五分　茯苓五分　红曲三分　白术三分　生姜二分

上五味，以水一升，煮取五合，去滓，加②蜂蜜一匙，搅调分温服。

儿初生，面体瘫然③浮肥，其色鲜明者，为胎肥，茯苓加桃花饮主之。

儿初生，脐未干，屡浴，为湿邪所袭，遂发热而惊，名曰脐风，宜还魂加辰砂汤。

儿脐风，必发惊，短息喘鸣者，麻杏甘石汤主之。

麻杏甘石汤方

麻黄五分　杏仁五个　甘草三分　石膏一钱

上四味，以水一升，先煮麻黄，二三沸，去上沫，内诸药，煮取七合，去滓，分温服。

儿初生，发惊脉弦，痰喘张口，胸满呕而烦，不能乳者，紫霜丸主之。

---

① 马舄（xì戏）：即车前草。
② 加：原作"如"，据北大本改。
③ 瘫（máng忙）然：肿起貌。瘫，肿起。

紫霜丸方

代赭石二钱，醋淬　石脂二钱　巴豆二钱，去皮油　杏仁四钱

上四味，相和捣糊丸罂粟大，每服二三丸。

儿生下，头大颈细，若目多白睛，面㿠白，身体瘦者，多愁少喜也。

儿初生，遍身赤，胸腹硬，啼声吃吃者，必发惊。

儿初生，身冷肤硬，啼声嘎，名曰硬体，此为阴毒也。

儿生下，脉微续者为佳，若妄出者，难养。

儿初生，啼声绵绵相续者，为有寿也。

儿啼声绝，复扬急者，为腹痛也。

儿啼是歌，盖胎毒散也。

儿初生，卵缝囟黑者为实，浮白若肿大者为虚。

儿颈细者，致夭横。腹硬者，亦致夭横。

儿初生，体肤如石硬，名曰五硬，胎毒凝结令然，厥冷而声不发者死。

儿始生，身体软弱而无力，为筋骨不成，名曰五软，宜健骨汤主之。

腊①内脐风，发惊而呕者不可治。百晬咳喘，亦不可治。

婴孩，脑后发疮如鸡子大，红紫而㶿热，名曰脑疮，死。

儿生下，无肛者，为锁肛，急割之。锁肛者生，锁肚者死。

---

① 腊：即人出生后七天。人之初生，以七日为腊；人之初死，以七日为忌。

辨寒热脉证并治第二

寒热之为候，有风湿，有疮疹，有宿食，有惊动，皆能发寒热，须要别论，以无令误也。

病人发热恶寒，脉缓者，名曰感风。病或已发热，或未发热，必恶寒，体痛呕逆，脉阴阳俱紧者，名曰伤寒。

儿洒淅恶寒，毛耸身厥者，发大热，脉急弦者，发惊。

病人恶寒而振，反发热，濈然①汗出而解者，温病也。

病人寒栗鼓颔，反发热，汗流而解，反复必期时者，为疟疾也。

发热恶寒，身振栗而无汗，面红尻冷者，为痘疹，脉紧者，必发惊。

儿发热呕乳，面红神昏，睡则惕跳者，为客忤②也。

儿身热腹满，必吐乳，脉滑而实者，为食饪所伤，发惊。

儿发热啼哭，缓急交作，握拳啮齿者，为腹痛也。

儿发热有时，其热睡则益盛者，以虫动所致也。

儿微热啼号，呕乳发作，肌肤渐甲错者，为缺乳也。

病人脉细而数，或渴或溏，元真昏晦，身热郁郁，睡反益剧者，草果饮主之。

草果饮方

草果三分　槟榔五分　柴胡一钱　黄芩三分　小连翘五分　生姜三分　大枣二枚

上七味，以水一升，煮取七合，去滓，分温服。

---

① 濈（jí 及）然：汗出的样子。
② 客忤：旧俗以婴儿见生客而患病为客忤。

儿身体微热，若呗乳①反气力如故者，为交奶，必发疹也。

儿热郁，必发口疮，如痞热、痢热，发走马疳，医须要屡视其口内也。

儿发热恶风，鼽②嚏鼻塞，若咳喘吐乳，若微搐，夜卧不安者，惺惺散主之。

惺惺散方

人参二分　白术三分　茯苓五分　桔梗五分　天花粉三分　细辛二分　薄荷一分　甘草三分

上八味，㕮咀，以水一升，煮取七合，去滓，分温服。

儿魃病③者，乃饮母魃乳所致，宜逐疳汤。

逐疳汤方

青皮　茯苓各一钱　白术　使君子　红曲炒。各五分　甘草三分

上五味，以水一升，煮取七合，去滓，分温服。

儿交奶伤，与五香汤。发疥者，与犀角消毒饮。

恶寒发热，鼻鸣干呕者，桂枝汤主之。

桂枝汤方

桂枝二分　芍药一钱　甘草三分　生姜二分　大枣二枚

上五味，㕮咀，以水一升，煮取七合，去滓，适寒温分服，

---

①　呗（xiàn 现）乳：即吐奶，为哺乳期婴儿常见的病证。呗，不作呕而吐，亦泛指呕吐。

②　鼽（qiú 求）：（鼻孔）堵塞。

③　魃（jì 继）病：小儿病，是由怀孕妇女哺乳小儿所引起的一种小儿营养不良性病症，其候精神不爽、身体痿瘁、骨立发落。

须臾歠①热稀粥，以助药力，温覆令汗出。若不汗，更服。

服桂枝汤，大汗出，脉洪大者，与桂枝汤如前法。若形如疟，日再发者，汗出必解，宜桂枝二麻黄一汤。

太阳病，项背强几几，无汗恶风，葛根汤主之。

葛根汤方

葛根五分　麻黄三分　桂枝二分　芍药五分　甘草二分　生姜二分　大枣二枚

上七味，㕮咀，以水一升，先煮麻黄、葛根，减二合，去沫，内诸药，煮取七合，去滓温服。将息及禁忌。

伤寒身热，睛不了了，致衄血，若发惊，是以阳气重故也。

伤寒，脉浮紧，无汗反致衄者，欲解也，宜麻黄汤主之。

太阳病，头痛发热，身疼腰痛，骨节疼痛，恶风无汗而喘者，麻黄汤主之。

麻黄汤方

麻黄五分　桂枝三分　甘草二分　杏仁八个

上四味，以水二升，先煮麻黄，减五合，去上沫，内诸药，煮取一升，去滓，温服，覆取微似汗，如桂枝法将息。

太阳中风，脉浮紧，发热恶寒，身疼痛，不汗出而烦躁者，大青龙汤主之。

大青龙汤方

麻黄二钱　桂枝五分　甘草三分　杏仁八个　生姜三分　大枣三枚　石膏如弹丸大

上七味，以水二升，先煮麻黄，减五合，去上沫，内诸药，

----

① 歠（chuò 辍）：喝。

煮取一升，去滓温服五合，取微似汗。若不汗，再三作剂。汗出多者，停后服。

伤寒阳旦证，医服阳旦汤，尚不汗者，以气运未适故也，须续服前方，后得气运适者，肌肉即和谐，仍溅溅汗出也。

太阳病，发汗，遂漏不止，其人恶风，小便难，四枝①微急，难以屈伸者，桂枝加附子汤主之。

伤寒六七日，发热微恶寒，肢节烦疼，微呕，心下支结，外证未去者，柴胡加桂枝汤主之。

伤寒五六日，若中风，往来寒热，胸胁苦满，默默不欲饮食，心烦喜呕，或胸中烦而不呕，或渴，或腹中痛，或胁下痞硬，或心下悸，小便不利，或不渴，身有微热，或咳者，与小柴胡汤主之。

小柴胡汤方

柴胡一钱　黄芩五分　人参三分　甘草三分　半夏一钱　生姜三分　大枣三枚

上七味，以水二升，煮减七合，去滓再煎，取一升，分温服。

太阳病，发汗后，大汗出，胃中干，烦躁不得眠，欲得饮水者，少少与饮之，令胃气和则愈。若脉浮，小便不利，微热，消渴者，与五苓散主之。

五苓散方

猪苓五分　泽泻五分　茯苓三分　桂枝三分　白术五分

上五味，为末，以白饮和，服方寸匕，日三服，多饮暖水，

---

① 枝：通"肢"。

汗出愈。

潮热者，实也，先宜小柴胡汤以解外，后以柴胡加芒硝汤主之。

潮热郁郁，呕不止，小便赤者，柴胡加芒硝汤主之。

伤寒病，若吐若下后，七八日不解，热结在里，表里俱热，时时恶风，大渴，舌上干燥而烦，欲饮水数升者，白虎加人参汤主之。

伤寒脉滑，肌肤大热，反大便溏，小便白，此为真热假寒候，宜白虎汤主之。

太阳病，过经十余日，反二三下之，后四五日柴胡证仍在者，先与小柴胡汤。呕不止，心下急，郁郁微烦者，为未解也，与大柴胡，下之则愈。

大柴胡汤方

柴胡二钱　黄芩五分　大黄五分　芍药一钱　半夏五分　生姜三分　枳实五分　大枣二枚

上八味，以水二升，煮取一升，去滓再煎，分温服。

发汗后，恶寒者，虚故也。不恶寒，但热者，实也，当和胃气，与调胃承气汤。

调胃承气汤方

大黄一钱　甘草五分　芒硝五分

上三味，㕮咀，以水二升，煮取一升，去滓，内芒硝，更上火，微煮令沸，少少温服。

阳明病，其人多汗，以津液外出，胃中燥，大便必硬，硬则谵语，小承气汤主之。若一服谵语止，更莫复服。

小承气汤方

大黄一钱　厚朴四分　枳实五分

已①上三味，以水二升，煮取一升，去滓，分温服。初服汤，当更衣，不尔者，尽饮之。若更衣者，勿服之。

伤寒六七日，目中不了了，睛不和，无表里证，大便难，身微热，此为实也，宜大承气汤。

大承气汤方

大黄一钱　厚朴四钱　枳实五分　芒硝三分

上四味，以水二升，先煮二物，减五合，去滓，内大黄，煮取一升，去滓，内芒硝，更上火，微一两沸，分温再服。

病位于开者，桂枝汤所适也；位于阖者，承气汤所适也；位于枢者，柴胡汤以和之。

病人振寒大热，流汗而解，三日若四日再三发作如故，此为温毒所致，宜达元饮主之。

达元饮方

槟榔五分　厚朴五分　知母三分　芍药五分　黄芩三分　草果三分　甘草二分

上七味，以水二升，煮取一升，去滓，分温服。

伤寒解后，虚羸少气，气逆欲吐者，竹叶石膏汤主之。

竹叶石膏汤方

竹叶七叶　石膏五分　半夏五分　人参三分　甘草二分　粳米三分　麦门冬五分

上七味，以水二升，煮取一升，去滓，内粳米，煮米熟，汤成去米，温服。

病人脉微弱，而气逆面红，小便难，时时呕，不食者，犀

---

① 已：通"以"。

角辰砂汤主之。

犀角辰砂汤方

茯苓一钱　犀角五分　辰砂三分　食盐二分　生姜三分

上五味，以水一升，煮取七合，去滓，分温服。

太阳病二三日，振寒而汗出，一身凉和，反脉弦紧，此为疟疾也。

太阳病，热忽退，身凉，头痛未歇者，为疟邪也。

病人恶寒，脉数而弦，腕冷如灌水者，必疟疾也，柴胡干姜桂枝汤主之。

柴胡干姜桂枝汤方

柴胡五分　黄芩三分　半夏五分　桂枝三分　干姜二分　生姜二分　人参二分　大枣二枚　甘草二分

上九味，以水二升，煮取一升，去滓，分温服。

亡病，必振寒而发热，休作难愈者，食鲮鱼为妙，附子摩散主之。

附子摩散方

附子一块，去皮

上一味，研如泥，醋调，发前一时傅脊骨自验。

疟疾，若温病，虚羸少气，气逆欲吐，小便必赤，若足热，此为余热未解，宜竹叶石膏汤主之。

疟病夜发者，法出血中之邪，宜桂枝加桃仁当归汤。若欲截邪者，斩鬼丹主之。

斩鬼丹方

黄丹研　独头大蒜研如泥

上二味，同捣为丸，发日五更，以水五合，服一钱匕。

伤寒，若瘟疫，发汗而复下之，胸胁满微结，小便不利，渴而不呕，但头汗出，往来寒热，心烦者，此为未解也，柴胡桂枝干姜汤主之。

柴胡桂枝干姜汤方

柴胡五分　桂枝三分　干姜三分　栝楼根三分　黄芩三分　牡蛎三分　甘草二分

上七味，以水一升，煮取七合，去滓再煎，二三沸，分温服。

风湿相搏，身体疼烦，不能自转侧，不呕不渴，脉浮虚而涩者，桂枝附子汤主之。

风湿相搏，骨节烦疼，掣痛不得屈伸，近之则痛剧，汗出短气，小便不利，恶风不欲去衣，或身微肿者，甘草附子汤主之。

甘草附子汤方

甘草五分　附子三分　白术五分　桂枝三分

上四味，以水一升，煮取七合，去滓，分温三服。

风湿在表者，开鬼门；在里者，洁净腑，宜渗湿汤。

渗湿汤方

仙遗粮①二钱，半生半炒　茯苓一钱　黄柏黑炒，三分　生姜三分　大枣二枚

上五味，以水二升，煮取一升，去滓，分温服。

湿家，身烦疼，可与麻黄加术汤发其汗为佳，慎不可以火攻之。

---

①　仙遗粮：土茯苓之别名。

麻黄加术汤方

麻黄五分　桂枝三分　甘草二分　杏仁七个　白术五分

上五味，以水二升，先煮麻黄，减五合，去上沫，内诸药，煮取一升，去滓温服，覆取微似汗。

皮水为病，四肢肿，水气在皮肤中，四肢聂聂动①者，防己茯苓汤主之。

防己茯苓汤方

防己一钱　黄耆五分　桂枝三分　茯苓一钱　甘草二分

上五味，以水二升，煮取一升，去滓，分温三服。

阳明病，发热汗出，此为热越，不能发黄也。但头汗出，身无汗，齐颈而还，小便不利，渴引水浆者，此为瘀热在里，身必发黄，茵陈汤主之。

茵陈汤方

茵陈蒿二钱　栀子一枚　大黄五分

上三味，以水二升，先煮茵陈，减五合，内二味，煮取一升，去滓，分温三服。小便当利，尿如皂角汁状，色正赤，一宿腹减，黄从小便去也。

诸病黄家，但利其小便，茵陈五苓散主之。

茵陈五苓散方

茵陈蒿一钱　五苓散一钱

上二物，以水二升，煮取一升，去滓，分温服。

黄家所得，从湿得之，一身尽黄，发热烦喘，胸满口燥者，生萝卜啖之。

---

①　聂聂动：《集韵》："聂，木叶动貌。"此处形容肌肤轻微颤动。

诸病黄家，假令脉浮，当以汗解之；热在里，当下之。以汗解之，宜桂枝加葛根汤；欲下之，宜大承气汤。

夏热所伤，头痛身热，脉微浮而小便如血，宜黄连香薷饮主之。

黄连香薷饮方

香薷三分　厚朴五分　黄连三分　白扁豆五分，炒　甘草二分　生姜三分　大枣三枚

上七味，以水一升，煮取七合，去滓，分温服。

太阳中热，暍①是也，脉浮而渴，若睡中微搐，若小便涩者，五苓散加辰砂三分服之。

夏月伏热烦渴，脉微数，若泻黄者，大顺散主之。

大顺散方

桂枝四钱　杏仁四钱　干姜四钱　甘草二钱

上四味，捣研筛，每服一钱匕，以白饮服。

儿体羸弱，少气力，适感触夏热，客邪食真，遂飧泄，而脉微弱者，解暑补真汤主之。

解暑补真汤方

黄芪五分，蜜炒　参叶三分　甘草三分　五味子十个　麦门冬五分　黄连二分　茯苓五分　白术三分　陈皮五分

上九味，以水一升，煮取七合，去滓，分温服。

暴卒腹痛，若霍乱吐泻，四肢厥者，宜藿香饮。

藿香饮方

藿香三分　木香三分　益智三分　白术三分　木瓜三分　食盐

---

① 暍（yē 噎）：中暑。

二分

上六味，以水二升，煮取一升，去滓，分温服。

身热焰焰，烦渴舌焦，脉滑而数，小便如血，宜白虎加人参叶汤主之。

暍病身热，烦闷大渴，少气倦怠，或霍乱昏眩，吐泻冷汗者，湿霍乱也。不吐泻者，此为干霍乱，难治，紫霜丸服之。

伤寒若中暍，吐利汗出，发热恶寒，四肢拘急，手足厥冷者，四逆汤主之。

四逆汤方

附子三分　干姜三分　甘草三分

上三味，㕮咀，以水一升，煮取七合，去滓，分温再服。

少阴病，下利清谷，里寒外热，手足厥逆，脉微欲绝，身反不恶寒，面赤色，或腹痛，或干呕，或咽痛，或利止脉不出者，通脉四逆汤主之。

通脉四逆汤方

甘草五分　附子五分　干姜五分

上三味，以水二升，煮取一升，去滓，分温再服，其脉即出者愈。

身体暴厥，以阴阳难顺接故也。若脉滑而厥者，热厥也，宜白虎加桂枝汤。

少阴病吐利，手足厥冷，烦躁欲死者，吴茱萸汤主之。

吴茱萸汤方

吴茱萸五分　人参五分　生姜五分　大枣二枚

上四味，以水二升，煮取一升，去滓，温服。

病人奄忽①而厥者，发大热，前热者后必厥，厥剧者热亦剧，厥微者热亦微，紫霜丸导之。

病胸腹硬痛，额汗出，四肢厥寒，此为食厥，宜急吐之。

发汗若下之，阴虚阳暴绝，病仍不解，烦躁者，茯苓四逆汤主之。

茯苓四逆汤方

茯苓五分　人参二分　甘草二分　干姜五分　附子五分

上五味，以水二升，煮取一升，去滓，分温服。

吐已下断，汗出而厥，四肢拘急不解，脉微欲绝者，通脉四逆加猪胆汁汤主之。

伤寒脉浮，身汗出，小便数，心烦，微恶寒，脚挛急，反与桂枝汤欲攻其表，此误也。得之便厥，咽中干，烦躁吐逆者，作甘草干姜汤与之，以复其阳。

甘草干姜汤方

甘草三分　干姜三分

上㕮咀，以水一升，煮取七合，去滓，分温服。

发汗病不解，反恶寒者，虚故也。若四肢挛拘而微厥者，宜芍药甘草附子汤主之。

芍药甘草附子汤方

芍药二钱　甘草五分　附子五分

已上三味，以水二升，煮取一升，去滓，加蜜一匙，分温服。

蛔厥者，当吐蛔，令病者静而复时烦，此为脏寒，蛔上入

---

① 奄忽：忽然。

膈，故烦。须臾复止，得食而呕，又烦者，蛔闻食臭出，其人当自吐蛔，乌梅丸主之。

乌梅丸方

乌梅二百个　细辛六两　干姜十两　黄连一斤　当归四两　附子六两，炮　川椒四两，去仁　桂枝六两　人参　黄柏各六两

上十味，异捣筛，合治之，以苦酒渍乌梅一宿，去核。蒸之五升米下，饭熟捣成泥，和药令相得，内臼中，与蜜杵二千下，丸如梧子大，先食饮服十丸，三服稍加，至二十丸。禁生冷滑臭等食。

病人腹满身热，合面①蜷卧，其脉细数，虽腹硬不可攻之，宜柴胡平胃汤。

柴胡平胃汤方

柴胡五分　黄芩三分　人参三分　甘草三分　半夏五分　生姜二分　苍术三分　陈皮五分　厚朴五分

上九味，㕮咀，以水二升，煮取一升，去滓，分温频频服。

潮热反复，腹硬而肉脱，转属疳病，坏病也，宜消疳汤主之。

虚劳悸衄，身体微热，四肢酸痛者，当归建中汤主之。

当归建中汤方

当归五分　芍药五分　桂枝三分　生姜二分　甘草三分　大枣二枚

上六味，以水二升，煮取一升，去滓，内胶饴，更上微火

---

① 合面：合仆，面朝下。宋·钱乙《小儿药证直诀》卷上："观其睡，口中气温，或合面睡，及上窜咬牙，皆心热也，导赤散主之。"

消解，温服三合，日三服。

气血两衰，郁火起伏，胸硬腹弱，少气悸动，兼主眼目不了了者，宜枸杞凉肝汤。

枸杞凉肝汤方

枸杞　厚朴　香附子各一钱　茯苓二钱　黄柏　甘草各五分

上六味，以水二升，煮取一升，去滓，分温服。

羸瘠乏气，腰腹拘急，四肢沉重，咽干唇燥，面颜少色，二脉不足者，黄芪建中汤主之。

身热发作，气血消烁，若烦渴，真热假热，俱既济汤主之。

既济汤方

生地黄五钱，捣碎　黄连五分

上二味，以水二升，煮取一升，去滓，分温服。若渴剧者，冷服。真热加石膏，假热加人尿，谵语加辰砂。

身体血燥，暮时潮热，吸吸咳喘，喉内痰响者，鹿角菜汤主之。

鹿角菜汤方

鹿角菜　鳖甲　牛皮消各二钱　犀角五分　竹茹三分　甘草三分

上六味，以水一升，煮五味，减三合，去滓，内犀角，搅调，分温服。

少阴病，二三日不已，至四五日，腹痛，小便不利，四肢沉重疼痛，自下利者，此为有水气，其人或咳，或小便利，或下利，或呕者，真武汤主之。

真武汤方

茯苓五分　芍药五分　生姜三分　白术三分　附子三分

上五味，以水二升，煮取一升，去滓，分温服。

大逆①上气，咽喉不利，止逆下气者，麦门冬汤主之。

麦门冬汤方

麦门冬五分　半夏五分　人参三分　甘草二分　粳米五分　大枣三枚

上六味，以水一升，煮取七合，分温服。

大热口焦，谵语欲死者，极于阳也。厥冷郑声，烦悸欲死者，极于阴也。

病属阴，脾气衰弱，口内干燥，呕而不食，其舌恰如鸟肉，名曰濡舌，试以芡实汤主之。

芡实汤方

芡实微炒，五分　参叶三分　莲蕊五分

上三味，以水一升，煮取七合，去滓，分温，加姜汁服之。

伤寒若痢疾，虽客热稍解，其脾气遂失运行，食饮不思者，当含嚼梧断，令以延胃气也。

病发于阳引日者，多佳兆也。病发于阴引日者，多恶候也。病自外动者，候在于鼻也；自里动者，候在于口也。

病人体羸脾衰，脉微弱，食饮难进者，宜萝卜粥。

萝卜粥方

陈米不拘多少　萝卜去皮，研作泥，等分

上二味，先以水煮陈米，作稀粥，内萝卜，调和，再上火，四五沸。

夫实则谵语，虚则郑声。郑声，重语也，剧者撮空循衣，

① 大逆：《金匮要略论注》《金匮悬解》等均作"火逆"。

此为气血两败也，养荣汤主之。

养荣汤方

人参三分　黄芪三分　麦门冬五分　五味子五分　当归五分
地黄五分　甘草三分

上七味，以水二升，煮取一升，分温服。虚逆者，加人尿。
厥冷者，加附子。

病人烦苦，忽断食者，尚可治。无烦苦，渐失食者，虽今
少食，不可治。儿腹癖胸满，小便如米泔，其脉紧弦细数，或
能食，反羸瘠者，不可治。

儿骨蒸潮热，颈细腹大，眼睛无神，足跗微肿者死。

蛔厥惊呼，烦渴而昏沉，试捻之，仍不醒者，为死候也。

厥冷烦渴，面赤，吐利不休，小便如血者，不可治。

病态随时变动，假令朝剧暮安，若胸胁挛急，剧则四肢厥
冷，此为痫厥也，四逆散主之，柳肝加胶饴散亦主之。

四逆散方

甘草　枳实　柴胡　芍药

上四味，各十分，捣筛，白饮和，服方寸匕，或加胶饴，
搅调服之。

病人体瘦脉微，面郁赤如醉状，四肢冷，呓口捻衣，此为
阳绝也。

病人身热，饮食不能，反欲饮酒者，少少与饮，但勿令意
极也。

诸病解后，脾气必衰弱，要慎饮食，若妄饲者，致食复。

夏月腹痛，烦躁，若暴泄，身忽厥，反眼跳动，元阳欲脱
者，为直中。灸之，阳复者生，不复者死。

暍之为恙，多脱症，须要春夏交服健脾剂，此谓预防，何以论之？曰：暍病必发于吐泻故也。

　　食厥，腹痛剧者，必反复颠倒，脉结欲死者，要吐泻，宜紫霜丸主之。

　　暴泄忽厥，脉微，额汗出者，灸天枢、涌泉。厥不还，脉不鼓，反微喘者死。病人烦动，大汗出，脉阴阳俱盛者死。

　　体羸食减，脉阴阳俱虚，身热不解者死。诸病劳复二三，若自复，若击天和者，俱不可治。

　　病人脉浮而洪，身汗如油，喘而不休，水浆不下，体形不仁，乍静乍乱，此为命绝也。

辨发惊脉证并治第三

问曰：惊有阳有阴，何以别之？答曰：儿肝气实盛，适与风气相搏，窜视反张，脉浮而弦者，名曰阳痫也。儿元真虚弱，肝气独亢，睡惕露睛，脉细而弦者，名曰阴痫也。

儿风热伤食，若疮热虫动，是皆发惊跳，以元真不胜任也。

阳痫为病，大热背强，上窜撮口，四肢必瘛疭者，还魂汤主之。

还魂汤方

麻黄五分　杏仁五核　芍药一钱　钓藤①三分　射干三分　甘草二分

上五味，以水一升，煮取七合，去滓，分温频频服。

儿啼声轻者，气也弱也；重浊者，痛也；高喊者，热欲狂也；声急者，神惊也；声塞者，痰也；声战者，寒也。

儿发热颊赤，瞌睡跳惕，啮齿咬乳者，宜钓藤汤主之。

儿体热，面无色，反折而啼号者，欲惊也。

阳痫为病，角弓反张，直视而脉促，若剧者，厥寒欲死，须要截风去痰。若势不减，减不足言，当急攻之，大承气汤主之。

恶寒发热，若呵欠面赤，无汗而脉盛大者，必致惊惕，宜大青龙汤主之。

儿发惊，痰涎壅盛，短息烦躁，腹硬脉弦者，宜紫霜丸，导以减其盛气也。

---

① 钓藤：即钩藤。《本草纲目》及其以前古本草均以钓藤为正名，今称钩藤。

马脾风，即肺胀也，摇肩滚肚，张口喘鸣者，宜铁浆加姜汁服之。

身热昏沉，咽内如水鸡声，脉促面赤者，欲惊，宜麻黄杏仁甘草石膏加射干汤主之。

惊之为病，有上窜瘛疭者，发于阳也；有下窜微搐者，发于阴也。

儿昏沉五六日，吐乳跳惕，身热不解，奄忽发惊者，病反差。若不差，直视休作者，难治也。

儿惊跳，似寒似热，似呕似泻，名曰阴阳合病，宜与芍药甘草汤，以将息也。

惊病恍惚，手脚偏动，吐若泻，其脉微涩，此为阴阳俱虚，不可更汗更攻，宜通脉四逆加猪胆汁汤主之。

儿微热，瞌睡必露睛，四肢致动惕，此为慢惊之兆也。

儿身体微热，慢跳休作，溏泻遗溲，此为纯阴也，宜四逆加人参汤主之。

儿一身微冷，反指头热，此为热厥，必发大热，若惊搐也。

病真热者，阳也；假热者，阴也。阳者发急惊，阴者发慢惊。急惊者宜寒泻方，慢惊者宜温养方。

惊病，身热力猛者，为阳痫；身冷力劣者，为阴痫。若撆地而作声，口流涎者，癫痫也。

惊之为病，仰视者为天吊，内视者为内吊；角弓反张，脉数疾者，为痉病也。

惊病者，须要扶持而将息。若强擒捉，则邪热益激，遂迫入骨，假令病差，必手脚挛拘也。

发热窜视，痰涎潮盛，口噤瘛疭，此为荣卫凝结，百脉不通，故暴烈也。

惊有阳有阴，天钓者，为热阳也；内钓者，似痫阴也。

儿发惊，脉浮数洪紧弦，为急惊也；脉沉迟散缓微，为慢惊也。

急惊缓治之，宜寒冷方。慢惊急治之，宜温热方。

儿初生，呗乳惕而不安，此为胎惊，宜朱蜜。

朱蜜方

朱砂豆大　蜂蜜鸡子大

上二味，研调，每日含之，日二三次。

腊内直视，齘齿，手脚拘急，脉促弦者，为胎惊，宜紫雪主之。

紫雪方

黄金十两　寒水石四两八钱　石膏四两八钱　玄参一两　犀角一两　羚羊角一两　甘草八钱　升麻六钱　沉香五钱　木香五钱　丁香五钱

上十一味，以水五斗，先煮黄金及二石，至三斗，入诸药，再煎至一斗，去滓，入芒硝三两二钱，慢火煎，以柳枝不住手搅，候欲凝，入磁盆中，更下朱砂、麝香各三钱，急搅自然凝，成紫雪为度。

腊内发惊，假者可治，真者不可治，何以论之？曰：假者为风，外也；真者为痫，里也。

客忤者，客气忤犯其主气之谓也，发热，呗乳，睡必微跳，宜惺惺散主之。

客忤，发热微搐，若剧则如狂痫，反视撮口，惕而不安，宜红雪服之。

儿人语物响易动跳者，此为元真虚拙，必发惊痫也，宜竹茹温胆汤主之。

竹茹温胆汤方

茯苓一钱　陈皮五分　半夏七分　黄连三分　枳实五分　竹茹三分　甘草二分　生姜三分　大枣五枚

上九味，㕮咀，以水二升，煮取一升，去滓，分温服，加辰砂三分为佳。

儿善怒啼哭，脚腹挛拘，脉必沉弦，剧则啮齿咬乳，此为虫惊，宜芍药甘草汤。

虫惊如痫，怒号而颜红，胸胁必挛拘，脉乍动乍静者是也，宜柳肝加胶饴汤。

柳肝加胶饴汤方

柴胡五分　川芎三分　当归五分　白术三分　茯苓五分　钓藤五分　甘草三分　胶饴鸡子大

上八味，以水二升，煮七味，取一升，去滓，内胶饴，更上微火消解，温服，日三服。

身温睡多，胸腹满而微惕，或食臭，或呕逆者，宜厚朴三物汤。

儿体壮热，面赤尻冷，寒栗而振，奄忽发惊，此为痘疹兆也，宜续命汤主之。

续命汤方

葛根五分　麻黄三分　桂枝二分　芍药五分　钓藤三分　黄连二分　石膏五分　甘草三分　生姜二分　大枣三枚

上十味，以水二升，先煮麻黄、葛根，减五合，去沫，内诸药，煮取七合，去滓，分温服。

儿肤有疮，发热而惊者，名曰破伤风，即痉病也，宜续命汤。若身厥者，芍药甘草附子汤主之。

病者身热，无汗而小便反少，气上冲胸，口噤不得语，欲作刚痉，葛根汤主之。

病者身热足寒，颈项强急，恶寒，时头热，面赤目赤，独头动摇，卒口噤，背反张者，痉病也。若发其汗者，寒湿相得，其表益虚，即恶寒甚。发其汗已，其脉如蛇。

太阳病，发汗太多，若亡血虚家，俱致痉病，宜黄芪建中汤主之。

痉为病，胸满口噤，卧不着席，脚挛急，必齘齿，可与大承气汤主之。

太阳中热者，暍是也，汗出恶寒，身热而渴，剧者窜视反张，宜白虎加人参汤。

暍病，发热面赤而哽，其脉弦细芤迟，小便已，洒洒然毛耸，手足逆冷，咽燥口干。若发其汗，则其恶寒甚；加温针，则发热甚。宜生脉散主之。

生脉散方

人参三分　麦门冬五分　五味子三分，炒

上三味，以水一升，煮取七合，去滓，加姜汁，若竹沥，搅调，频频服。

暍病，烦渴而颜赤，脉促者，欲惊，宜黄连白虎汤。

暴卒中暍，直视失溲，四肢厥寒者，附子理中汤主之。

附子理中汤方

人参三分　白术五分　附子五分　干姜五分　甘草三分

上五味，㕮咀，以水一升，煮取七合，去滓，分温服。

诸暴病，反眼瘈疭，若痰喘短息，不论阴阳，先与人参黄连汤，人参熊胆汤亦主之。痰喘甚者，加姜汁主之。

惊病致上窜者，为阳实也；致下窜者，为阴虚也。实者攻之，虚者温之。

儿元真不实，动受物惊触，即客忤之谓也。中恶者，恶邪触害之谓也，即客忤之重也。白虎者，即轻也。

儿惊热，不可灸，令努气益盛，须用善推法，剧者刺之，宜镇肝汤主之。

镇肝汤方

牲宝五分　麻黄三分　寒水石五分　枳实三分　芍药五分　甘草三分　生姜三分

上七味，以水一升，先煮六味，取七合，去滓，内牲宝，碾调，分温服。

发热惊跳，短气躁烦，神魂乱，若口渴，若呕吐者，宜金雪。

金雪方

金膏　石膏　芒硝各一钱　龙脑二分　麝香一分

上四味，碾调，每服一字①。

惊痫，眼神翻腾者，为天钓。诸治惊法，须要宽气托毒也，宜钓藤汤主之。

钓藤汤方

钓藤五分　野蚕一个　芍药五分　辰砂三分　犀角三分　甘草二分　生姜三分

---

① 一字：古人用铜钱抄药末来断分量的方法，即将铜钱插入药末中，以药末完全盖住一个字为基准，如"开元通宝"四字中盖住任何一个字就算可以了，药量1.5～2克。

上七味，以水一升，煮取七合，去滓，分温服。

阳痫，日二三发，引日①不解，遂转属阴痫，此为坏病也。阴痫不得有汗，若有汗者，恐亡阳也，宜四逆汤。

惊病，昏沉气粗，喉内如挽锯者，宜麦门加竹沥汤。

惊病，衄血者可治，呕血者不可治，何以谓也？曰：衄血者，邪热散也；呕血者，荣血败也。

阴痫即慢惊也，若呗乳而大便溏者，名曰慢脾风，难治。

天钓者，神昏恶哜，若啮奶，热也。内钓者，多啼瞑睡，必动惕，寒也。

儿脐风，若胎惊，胸腹石硬，反视而不能眴者，宜紫霜丸。服丸须臾，大便通者生，不通者死。

惊热，夜不可停灯，若停灯者，阳炎劫热气，益惊跳而药力必不可镇也。

惊病，眼睛如鱼，喘鸣气急，额头有汗，爪②之吃吃者死。

暴卒发热，痰喘肩息，啼声吃吃，乳饵不通者，名曰缠喉风，不可治。

阳痫，口鼻气冷，露睛而微惕，有汗者，亡阳也，宜桂枝附子加黄芪汤。

惊病必有痰，痰者动于热，热静则伏于脾。若热盛痰动者，发惊痫。惊痫四证八候尽备者，不可治。

身体厥冷，反烦渴，动躁而神魂乱，小便如血者，属牝脏③涸竭也。

---

① 引日：拖延时日
② 爪（zhǎo 找）：抓。
③ 牝（pìn 聘）脏：五脏中属于阴者为牝脏，指脾、肺、肾三脏而言（见《灵枢·顺气一日分为四时》）。

昏睡不醒，四肢舒撒，二便不禁者死，二便不通者亦死。

诸热发惊，反复二三，龀髫尚可治，婴孩必①不可治。

发热发惊，短息痰鸣，反复而不解，女者可治，男者难治。身冷面热，倦睡呻吟，若尸臭者，孤阳飞越也。

婴孩为物，有热必虞惊，龀髫则少减虞，至童丱则更减之，然热盛则不能全无虞也。

问曰：癫痫何状也？答曰：暴惊有声而倒，口涎必流，须臾还苏，名癫痫也。

癫痫暴倒，状如死，须臾自惺②，后必苦头痛，若郁勃如痴者是也，宜断痫丸主之。

断痫丸方

黄芪五分　蛇退③五寸　灵砂三钱　细辛五分　甘草二分　蝉退四枚　牲宝三钱

上七味，为末，枣肉丸，如麻子大，每服二十丸，以人参汤服。

病人肥白多湿，黑瘦多痫。属湿者，宜渗湿方。属痫者，宁肝汤主之。

宁肝汤方

沉香五分　缩砂三分　香附五分　吴茱萸三分　黄连三分

上五味，以水一升，煮取七合，去滓，分温服。

病人重阴者癫，重阳者狂。如妇女，月信适动，病益剧，独言妄语者，宜了了丸。

---

① 必：原作"心"，据北大本改。
② 惺：清醒。
③ 蛇退：即蛇蜕。

了了丸方

黑铅一两半　水银二两　朱砂一两　乳香一两　牲宝七钱

上五味，先以黑铅入铫溶化，次下水银，候结成砂子，再下二味，乘热用柳木槌研匀，内牲宝，糊丸如芡实大，每服二丸，以井水送下。病人若睡，勿惊动，自觉即安，再服二丸。

痫病沉痼，必变痴，名曰痴痫。若口呐而不能语者，名曰痫哑，废人也。

辨疮疹脉证并治第四

疮疹为病，热毒所致，恶寒发热，食饮反如故，此为疮疹之渐也。

寒热发作，口渴脉滑，身体有热处者，发疮疡也。

恶寒发热，脉滑而肌肤发红班者，名曰丹毒也。

洒淅恶寒，肌肉发红脉者，名曰红丝疔也。

红丝疔者，为浸蔓，法急砭，以取毒血也，狼牙汤主之。

儿丹毒，为云片，若癣疥，若毒热喉肿，兼杀腹内一切虫，宜狼牙汤主之。

狼牙汤方

狼牙草五分　防风五分　恶实①一钱　甘草三分　生姜三分

上五味，以水一升，煮取七合，去滓，内茉莉白三分，调均，分温服。

儿身体血燥，白瘢②作痂者，名曰白游风，宜托里汤。

托里汤方

当归五分　黄芪三分　红花三分　野蚕一个　恶实五分　甘草三分　大枣二枚

上七味，哎咀，以水一升，煮取七合，去滓，分温服。

儿始生，鼻口若谷道蚀烂，此为遗毒发动也，托毒汤主之。

托毒汤方

小连翘一钱　龟板浸醋炙碎，一钱　红曲炒，五分

---

① 恶实：牛蒡子之别名。
② 瘢：斑点状皮肤病的通称。

上三味，以水二升，煮取一升，去滓，分温服。若蚀烂剧者，加人中白三分，搅调，分温服。

儿遗毒发动，蚀烂恶臭，诸方无效者，宜一字灰主之。

一字灰方

虾蟆烧灰，一钱　矾石烧，二分　石灰水飞，二分　龙脑二分
麝香一分

上五味，研调，掺疮上，日二三次，或以鸡子清调和傅之。

儿胎毒若遗毒，蚀溃浸淫者，宜奇良膏主之。

奇良膏方

奇良①一两八钱　龟板一两　鸡子壳五钱

上三味，研罗，以胶饴调均，每服弹丸大。

儿恶疮痛痒，若瘘脓滴沥不竭，若大人微毒骨痛，远年近日腐烂臭败，或咽喉唇鼻破坏，诸药无验者，紫宝丹主之。

紫宝丹方

龟板醋煅，二两　石决明煅红，浸童尿　天灵黑炒　银炉粕各
六钱

上四味，捣筛，醋糊丸，每服小儿五分，大人一钱。骨节疼痛者，温酒服。腐烂恶臭者，奇良汤服。

伤寒阳毒，红润稀疏者，五六日自差。若紫黑稠蜜②致大热者，不可治。

阳毒，身冷反大渴者，难治。身热烦渴者，宜化癍加犀角汤主之。

---

① 奇良：土茯苓之别名。
② 蜜：通"密"。

阳毒如锦纹状，此为热极令然也，宜火济汤主之。

阴毒发胸背，若四肢，如蚊咬状者，宜大建中汤，黄芪建中汤亦主之。

儿四肢若背腹瘢疹出没者，名曰风疹，宜桂麻各半加荆芥防风汤主之。

风疹者，即时毒也，痒剧抓则发疹，为泄风，宜傅姜汁而解也。

风疹，烦痒，抓益剧，兼主阴毒诸疮，熨方。

白矾四钱　食盐二两　樟脑三钱

上三味，以水五升，煮减二合，以屡熨也。

儿恶寒发热，热解反发疹，如痘泡，名曰天泡疮，宜消毒饮主之。

儿天行，热瘢簇簇，口燥而渴，脉数鼾睡者，化班汤主之。

儿夏月疹如粟状者，名曰痱疮，宜苦参汤浴之。

苦参汤方

苦参一斤　韶脑①二两

上㕮咀，以水一斛，煮熟浴之，日二三次。

儿身体湿烂，浸淫痛痒者，名曰浸淫疮，宜防风排毒饮。

防风排毒饮方

防风一钱　野蚕一个　蝮蛇炒研，三分　生姜三分　大枣三枚
甘草三分

上六味，以水二升，煮五味，取一升，去滓，内蝮蛇，搅调，分温服。

---

①　韶脑：即樟脑，因樟脑自古产自韶州而命名。

病人本有疮，卒差者，为恶候。若本无疮，反发者，为佳兆也。

疹发指歧，烦痒渐延遍身，名曰癣疥，宜防风解毒汤。

防风解毒汤方

防风五分　荆芥三分　恶实五分　小连翘五分　大黄三分　火炭母五分　甘草三分

上八味，以水二钟①，煮取一钟，去滓，分温服。

疥疹必痛痒，若脓沥，触则传染者是也，乌头煎洗之。

乌头煎方

川乌头四钱

上一味，以水三升，煎取二升，以洗，日二三次。

疮疹忽燥，腹胀息迫，烦而不安，是以毒内伏故也，麻黄野蚕汤主之。

麻黄野蚕汤方

麻黄三分　野蚕一个　杏仁七枚　桑白皮二分　沉香二分　丁香二分　红豆黑炒，一钱　木香二分　乳香二分　生姜二分　甘草二分　大枣三枚

上十二味，以潦水②二升，先煮麻黄，再沸，去上沫，内诸药，煮取一升，分温三服。

疥疹感触，烦痒爬③反痛，唯痒者，宜莽草汤洗之。

莽草汤方

莽草一斤　韶脑一两　食盐半斤

---

① 钟：杯子。
② 潦（lǎo 老）水：雨后的积水。
③ 爬：搔。

上三味，以水一斗二升，煮取六升，去滓温洗，日二三次，以疮差为度。

儿夏月，面瘾肿，微热，疮如砂，此为漆气感触也。

漆疮，热痛烦痒者，宜无患子皮煎。

无患子皮煎方

无患子十个，去实

上一味，以水二升，煎减半升，去滓，用管吹之，当泡起，仍追取，傅患处。

漆疮，烦痒难差者，宜铁浆灌之，矾石汤亦主之。

矾石汤方

矾石一斤

上一味，以醋一斛，水二斛，煮熟浴之。疮毒骨痛，若脚气冲心，俱浴之。

儿疥疹起伏，若微热，若吐乳，此为交奶所致也。

头疮，医欲急攻之，是误也。若被攻者，其疮忽燥，痰鸣息高①，必腹满，四肢厥，宜麻黄野蚕汤主之。更将绀片浸温酒，以熨头上。疮润者生，否者死。

头疮，白班痂瘰②，若痒若不痒，名曰白秃疮，狼牙汤主之。

儿白秃疮，难差者，宜松子灰散。

松子灰散方

松子灰四钱　韶脑四钱

---

① 息高：严重呼吸困难，喘促短气，张口抬肩之证。
② 瘰（léi lěi）：皮肤起小疙瘩。

上二味，研筛，以鸡子白傅患处。

头发臭痒剧，爬则作片而落，名曰白屑风，宜白屑散主之。

白屑散方

白附子三两　土硫黄二两　矾石二两　侧柏叶一两五钱　百药煎①八两　甘松香四钱　三奈②三两　龙脑一钱

上八味，研筛，分发擦之，以差为度。

鼻发红班，若痛痒者，名曰肺风，薄荷煎主之。

薄荷煎方

薄荷一两　防风一两　石膏一两，研　枳椇子一两，捣如泥　白糖三两

上五味，以水一斗，先煎薄荷、防风，减四升，去滓，内三味，再煎如膏，每服弹丸大。

儿胎感酒毒，鼻红若紫而疮，名齄鼻，宜枳椇子膏主之。

枳　子膏方

枳椇子二两，去核　石膏一两，烧　蜂蜜八钱

上三味，内臼中，捣为膏，每服弹丸大，以白汤服之。

鼻内息肉，此为鼻痔，宜砭恶血去其重势也。

九窍蚀疮，随月盈虚起伏者，名曰月蚀疮，宜五香连翘汤主之。

五香连翘汤方

麻黄三分　射干三分　枳实五分　大黄三分　连翘三分　鸡舌

---

① 百药煎：中药。褐色味苦的液体，作收敛剂用。又名仙药。明·李时珍《本草纲目》："百药煎，与五倍子不异，但经酿造，其体轻虚，其性浮收，且味带余甘。治上焦心肺、咳嗽、痰饮、热渴诸病，含噙尤为相宜。"

② 三奈：也叫沙姜、山辣，为根状茎，一年生草本植物。

香二分　沉香三分　木香二分　薰陆香二分　麝香一分

上十味，以水二升，煮九味，取一升，去滓，内麝香，搅调，分温服。

鼻蚀疮热燥，意欲湿者，名曰鼻䘌，即鼻疳也，熊胆膏傅之。

熊胆膏方

熊胆一钱　燕脂二分　蜂蜜五分

上三味，调和以重汤，微温傅，日五六次。

病人结核，如梅实状，名曰瘰疬；如马刀蛤，名曰马刀疮。发颈若胸胁，即气肿也，夏枯草膏主之。

夏枯草膏方

夏枯草一斤

上一味，以酒二斗，煮取一斗，去滓，内胶饴八两，以文火再煮，搅调，每服弹丸大。

瘰疬马刀，无脓者是也，灸疮头，若肩髃①、肘髎②俱主之。疮头隔蒜而灸之也。

儿体肿结，有脓者，为胎毒；无脓者，痰核也。

结核家，须食海菜，常食则经久，当自愈也。

发热恶寒，头面暴肿，其脉紧数者，宜葛根加荆防汤。

葛根加荆防汤方

葛根五分　芍药五分　甘草二分　桂枝二分　荆芥三分　防风

---

① 肩髃（yú 余）：穴位名。在肩峰端下缘，当肩峰与肱骨大结节之间，三角肌上部中央。

② 肘髎（liáo 辽）：穴位名。在臂外侧，屈肘，曲池上方 1 寸，当肱骨边缘处。

三分　生姜二分　大枣二枚

上八味，以水二升，煮取一升，去滓，分温服。

颈项强痛，难顾眄①者，法以纩②厚缠其颈，服葛根汤，以酢睡，漐漐汗出而差。

头面肿起，焮热烦痛，脉洪数，此为风毒所致，名曰头瘟，宜消毒饮主之。

面傍瘲肿热痛者，为虾蟆瘟也。

头瘟，耳鸣如海响，名曰雷头风。若从颐颔硬肿，食饮难通者，名曰鸬鹚瘟，难治也。

问曰：有喉痹，有乳蛾，有缠喉，有走马喉，其状如何？答曰：乳蛾者，以形之谓也。缠喉者，以病剧之名也。走马者，以病急之谓也。喉痹者，为总名，此皆为阴阳郁塞所致，宜桔梗汤主之。

桔梗汤方

桔梗一钱　甘草三分

上二味，以水一升，煮取七合，去滓，分温服。

儿喉肿，若帝钟风③，宜射干麻黄汤主之。

射干麻黄汤方

射干一钱　麻黄五分　狼牙五分　牛房子五分　甘草二分

上五味，以水一升，煮取七合，去滓，分温服。

喉咙即悬痈④也，肿者帝钟风也。喉风者刺而愈，帝钟风

---

① 顾眄（miǎn 免）：往回看。

② 纩（kuàng 旷）：古时指新丝棉絮，后泛指棉絮。

③ 帝钟风：病名。帝钟风系指悬雍垂红肿疼痛或腐溃。帝钟，悬雍垂之别名。

④ 悬痈：小舌，亦作"悬雍"。

不可刺也。

儿喉塞发热，肩息痰响，啼声吃吃者，名曰缠喉风。

儿暴卒①喉肿，发热反张，欲死者，名曰走马喉也。

诸喉风肿痛，食饮不能者，宜急刺取血也。

风毒嗌窒，若胃热熏灼，上焦怫郁，口烂食断也，春霞丹主之。

春霞丹方

寒水石五钱　硼砂一钱　辰砂一钱　马牙硝一钱　龙脑五分
冰糖七钱

上六味，碾调含服。

喉风者多痰，发热脉数，食饮不能者，含蓄膏主之。

含蓄膏方

雀屎二十个　梅肉一个　白糖一匙

上三味，以姜汁碾调，入绐袋，含服。

舌疮若喉肿，咽嗌不利者，宜火济加薄荷汤主之。

乳蛾喉肿者，乌头一块研如泥，醋面调，以贴足心，再三换之。

舌肿喉疮，柑橄膏主之。

柑橄膏方

柑橄肉三个　白糖四钱

上二味，研调，含服。

疳热脉微，血燥咽蚀者，宜翘花煎。

病人体羸血涸，假火渐熏灼，遂为喉癣，食饮废绝者死。

---

① 卒：通"猝"。

缠喉，若走马喉，大热脉急，反眼肩息者死；无热，大便泻者亦死。

问曰：指疮，有代指，有甲疽，有瘭疽①，其状如何？答曰：指头焮热肿痛，爪甲脱落者，名曰代指疮。爪甲发疮，烦痛若有热，若无热，名曰甲疽。疮色紫黑而蚀脱者，即瘭疽也，宜鸡子清浸之。鸡子壳，凿作口，以浸指，须臾当痛定也。

指疮焮热烦痛者，宜蚯蚓油傅之。

蚯蚓油方

蚯蚓三条，去泥

上一味，研为泥，以蓖麻油渍之。

指头发疮，黑硬者，瘭疽也，宜附子膏主之。

附子膏方

附子一钱　韶脑五分　饴糖一钱

上三味，研调以傅，当引出毒气也。

掌内湿癣，休作不解者，名曰鹅掌疮，宜熏之。

熏方

鼠屎二钱　川芎四钱　大黄四钱

上三味，烧烟以熏之，日二三次，禁烟扑鼻也。

指头触寒毒，血顽凝不知痛痒者，名曰冻疮，宜附子煎洗之。

附子煎方

附子一块　韶脑五分

① 瘭（biāo 标）疽：为指端腹面急性发炎化脓，严重者会引起末节指骨坏死。

上二味，以酒二升，煎取一升，温洗，日二三次，以疮愈为度。

胎癣毒肿，若痈疮，俱宜清冷膏解之。

清冷膏方

木芙蓉花叶同，一两，不拘生干　红豆半两

上二味，以蜂蜜研调以傅，且干且傅。始发者，热散痛歇。脓成者，脓当自出也。

身体发疮，若大若小，若多若少，无定者，此为血花，名曰血风疮，宜防风败毒汤服之。

体肤班疮，若圆若斜，爬必有白屑，名曰白癣也。

白癣若紫癣，渐长烦痒者，磨好墨傅之。

夏月蒸热，汗气凝结，发班如钱状，名痱疡，即汗班也。

痱疡得秋凉而解，若不解者，米粃烧取油傅之。

问曰：癜风如何？答曰：无疮而有色者，癜风也。癜风，有白有黑，黑者易治，白者难治，宜蜜陀膏傅之。

蜜陀膏方

金蜜陀四钱　天南星四钱　附子四钱

上三味，碾筛，用茄蒂醋酿，点药末以磨①患处，二三次有验。

面颜发黑点，此为瘀浊所致，名曰黑痣。

疗黑痣方

糯米百粒　石灰拇指大　巴豆三个

上三味，碾调，内瓷瓶，窨三日，先以针拨靥子，仍点膏，

---

① 磨：即摩擦。

当蚀落也。

身体发疮，状如椒子，名曰疣①疮，宜灸疮头，自然脱落。

面颜有滓者，此为嗣面，妇人则粉气所致也。

问曰：有赘，有瘿，其状如何？答曰：瘿者，如樱桃是也。瘤者，留结之谓也。赘者，赘出者是也。

赘疮宜以蜘丝缠其脚，经久而当落也。

赘疮若努肉，宜白梅肉傅之。

白梅肉去核，不拘多少

上一味，研如泥以傅，自然消尽也。

瘿瘤，若大若小，无痛痒者，是也。

问曰：五瘿六瘤如何也？答曰：石、肉、筋、血、气，此为五瘿也。骨、肉、脓、血、石、脂，此为六瘤也。俱不可剪割，唯脂瘤当割破而去脂也。

五般瘿瘤，俱蜡矾丸主之。

蜡矾丸方

黄蜡二两　　白矾四两

上二味，捣调，丸桐子大，每以温酒服三十丸，日三次，内疽肠痈俱治之。

胠②疮，余沥不断，烦痒者，宜洗之熏之。海桐皮、石榴皮各等分，以水煎，去滓，灌洗，更烧房子熏之。

黑癣癗疹，若瘘疮，脓沥不竭者，七宝丹主之。

七宝丹方

福良八钱，渍醋煅数次　　九孔螺七钱，以面裹煨，去粗皮　　银丹一

---

① 疣：原作"疣"，据北大本改。

② 胠（qiǎn浅）：身体两旁肋骨和胯骨之间的部分。

钱，研末　铅丹五钱五分　大黄七钱五分　甘草三分五厘　白糖四钱

上七味，研筛，以蜂蜜若砂糖汤服，日二三次。

遗毒，若微疮，肤肉欲蚀尽，宜麝香油傅之。

麝香油方

麝香一分　蟾蜍一分　人油一蚬壳

上三味，碾调傅之，日二三次。

问曰：五痔何也？答曰：牝痔、牡痔、肠痔、血痔、脉痔是也。

肠风脏毒者，大便血，即瘀浊肠澼也。若毒凝塞者，名曰痔疮也。

痔血鲜红者，为肠风；浊瘀者，为脏毒，宜红蓝酒，去瘀血，生新血。

红蓝酒方

蓝花一两五钱　胡椒四钱　白糖一斤

上三味，以烧酒一斤，酿一七日，绞去滓，分温服。

脏热凝结，肠头作块，名曰痔，宜逐毒饮。

逐毒饮方

小连翘一钱　恶实一钱　鸡子壳炙碎，五分

上三味，以水一升，煮取七合，去滓，分温服。

九窍肿突者，俱为痔也，宜刺取血。若作口而脓沥，名曰瘘疮，宜七宝丹主之。

痔为毒，肠澼①是也，剧者大便血，即肠风脏毒也。

---

① 肠澼（pì 僻）：中医古病证名，大便脓血之病证，可见于痢疾、痔漏等肠道疾病。

风毒客于肠间者，为肠风也。热毒客于脏内者，为脏毒也。肠风者，宜驱风热也。脏毒者，宜逐瘀血也。

问曰：血有远近者，何也？答曰：鲜明者，必近血也。浊瘀者，必远血也。近血者易治，远血者难治。

痔沉瘤者，漏也，用熏方。

熏方

五倍子四钱　韶脑四钱　艾叶一两八钱

上三味，为粗莫①，充釭②内，点火跨坐，以烟尽为度。

痔漏，蚀烂烦痛者，宜木鳖汤主之。

木鳖汤方

木鳖仁五个

上一味，捣如泥，内热汤，熏且洗。更木鳖粉调鸡子清以傅，其痛当自解也。

痔疮遗毒，诸漏疮，万方无验者，宜七宝丹，兼食龟卵，其应如桴鼓③也。

儿两肠衰弱，魄门翻脱者，名曰肠痔也，良姜饮主之。

良姜饮方

良姜三分　莲蕊三分　龙骨三分　粳米一钱　甘草三分

上五味，以水二升，煮四味，取一升，去滓，内龙骨，搅调，分温服。

儿泄痢，广肠脱出者，宜猿胆傅之。

猿胆一钱　韶脑三分

---

① 莫：通"末"。
② 釭（gāng 刚）：（油）灯。
③ 桴（fú 浮）鼓：鼓槌与鼓。比喻相应迅速。

上二味，以鸡子清碾调，傅痛处。

病人肠气虚极，广肠翻脱者，宜蜘蛛散主之。

蜘蛛散方

蜘蛛不拘多少，黑炒

上一味，以蜂蜜研调，傅之。

问曰：伤损如何？答曰：大便必难，剧者瘀血冲胸，若妄语，此为惊气入心，宜桃核承气汤主之。

伤损家，小便必如血，大黄黄连泻心汤主之。

打扑血出者，为血散。若血不出者，此为伏血，宜萝卜汁傅之。

萝卜汁

萝卜生，一个

上以醋研调，涂痛处，日四五次。

伤损，血出过多，目眩悸动者，此为气血虚耗所致，宜凉肝汤主之。

诸瘀血冲心，烦躁欲死者，还元汤主之。

还元汤方

金水五合　苦酒二合

上二味，调和，煮三两沸，加姜汁，搅调，频服。

诸瘀血家，宜胶饴酒主之。

胶饴酒方

胶饴半斤　梅肉二两，研　清酒一升

上三味，煮调，分温服。

伤损，焮热烦痛，若疮疹热肿者，桐叶醋傅之。

桐叶醋方

桐叶一两　苦酒三合

上二味，研调，傅患处，日数次。

瘀血凝结作块而痛者，芥子醋傅之。

芥子醋方

白芥子三两　生姜一两

上二味，以醋研调，傅患处。

闪肭①失足，瘀血凝结而烦痛者，宜橘核散主之。

橘核散方

橘核炒，三两　延胡索一两　桃仁炒，一两

上三味，研筛，每二钱，以温酒服之。

瘀血冲心，惊悸烦躁欲死者，宜铁浆主之。

铁浆方

铁砂三两

上一味，以童尿一斗，搅调，入罐内密盖，冬月埋地三尺，至春出之，分温，加苦酒、姜汁，服之。

问曰：汤火伤疮如何？答曰：火伤忍痛，反灸则痛自解，若灌水者，痛不可解也。

汤火疮，烦痛者，鸡子油主之。

鸡子油方

鸡子黄七个，熬取油　云母一钱

上二味，研调，傅痛处。

---

① 闪肭（nà 纳）：即闪肭，扭伤筋络或肌肉。

汤火伤疮，热肿烦痛者，宜萝卜汁。若痛不解者，生梨汁亦傅之。

汤火伤，皮脱肉蚀者，宜黄明胶膏主之。

黄明胶膏方

黄明胶二两　清酒五合

上二味，以文武火，煮为膏，傅患处。

问曰：疯犬伤如何？答曰：春夏之交，犬多发狂，被咬伤者，热肿疼痛，剧者作谵言妄语，此为毒入心所致也。

犬狗伤者，急砭去血，仍灌人溺，再涂人屎，更掩以纸，灸之百壮，纸焦屎燥，则再三易之，连日如斯，灸至四五百壮为度。

犬咬疮，用杏仁粥，禁酒。若服酒者，毒入心，惊躁不可治。

杏仁粥方

杏仁一合　陈米一合

上二味，调和，煮熟食之。

问曰：蛇咬伤如何？答曰：误被咬伤者，急灌自己热溺，仍傅以马钱散。

马钱散方

马钱一钱

上一味，研筛，调唾以傅，更服醋二合，令毒无妄走也。

问曰：鼠咬疮如何？答曰：毒鼠咬人，热肿疼痛，若剧者致鼠鸣，宜猫毛灰傅之。

猫毛灰方

猫毛烧灰，三钱　麝香一分

上二味，研调，以唾傅之。

鼠伤疮者，宜绵实熏主之。

绵实熏方

绵实一斤

上一味，烧烟，以熏疮，将息二三次。

鼠伤，若犬毒冲心而烦躁者，宜铁浆，兼防风解毒汤服之。

诸虫伤，烦痒者，宜胡椒粉傅之。

胡椒粉

胡椒研筛，一分

上一味，以唾沫调和，傅痛处。

河豚为毒，肤肉瞤动者，毒在腑也；胸腹疗痛者，毒在脏也。毒在腑者，宜韶脑酒；毒在脏者，宜承气汤。

韶脑酒方

韶脑五分

上一味，以酒二升，煮减二三合，分温频频服。

鱼毒食伤，胸腹绞痛，二脉沉弦者，宜缩砂饮主之。

缩砂饮方

缩砂一钱　山楂子一钱　厚朴五分　枳实三分　青皮三分　白术三分　生姜三分　甘草二分

上八味，以水二升，煮取一升，去滓，分温服。

病人误服热方，烦热动躁者，此为药烦也，宜黑豆汤。

黑豆汤方

黑豆一钱　茉莉白三分　大黄二分　生姜二分　甘草二分

上五味，以水二升，煮取一升，去滓分温服。

病人误服乌附，目眩欲死者，宜地浆主之。

地浆方

黄土二钱

上一味，以水二升，搅调，令清澄，倾取冷服，多食胶饴亦佳。

人误服轻粉，口颜㖞僻，手脚拳挛，不能伸舒，此为毒入骨髓也，石榴皮汤主之。

石榴皮汤方

石榴皮二钱　甘草五分　石决明醋煅，去粗皮，研筛，一钱

上三味，以水二升，先煮二味，取一升，去滓，内石决明，搅调，分温服。

砒霜为毒，烦闷吐血，剧者一身紫色而烦热，急取黑铅四两，磨水一升，灌服，兼刺鸡鸭热血，服之。又人粪汁，灌之。又巴豆（去壳）一个，为末，砂糖大一块，水化调一升，服之。

辨疳病脉证并治第五

问曰：疳有五疳者，何谓也？答曰：五疳者，五脏所发见也。疳者属脾，脾实则无五疳。有五疳者，此为脾既病也。

疳之为恙，肉脱血燥，腹硬而脉细数，若身热发作，若大便溏，小便必如米泔也。

疳有阳有阴，蒸热便难者，阳也；身肿便泻者，阴也。

疳有阳有阴，始多阳，终多阴。阳者宜寒凉方，阴者宜温热方。

疳病，鼻燥欲湿者，名曰鼻疳，宜熊胆蜜傅之。

熊胆蜜方

熊胆三分　芒硝一分　蜂蜜一钱

上三味，研调傅，干，再三傅之。

疳病，嗜泥好炭，此为脾郁所致也。

儿啼哭，声噎者，气不顺也；喘痰者，气促迫也；声浊沉静者，疳积也。

儿身热发作，胸腹痞硬，若呕乳者，宜柴胡平胃散料主之。

疳癖，胸胁辘辘有声，若潮热发作，若气逆妄怒者，宜溃坚汤主之。

儿疳，露骨萎黄，身热而溏，臭不可近者，消疳汤主之。

消疳汤方

茯苓三分　白术炒，二分　乳柑皮五分　莪术五分　三棱五分
马舄五分　使君子去壳，研，二分　生姜二分

上八味，以水一升，先煮七味，取七合，去滓，加使君子，搅调，分温，食远服。

病人手背热者，为真火也；手心热者，为假火也。

儿无食肠①，而与食，遂致食癖，剧则谷不化，血气渐孤弱者，名曰疳癖也。

病乳癖易化，谷癖难化，体瘦腹鼓，脉沉紧者，名曰谷瘕，宜溃坚汤。

溃坚汤方

茯苓五分　白术炒，三分　半夏三分　枳实炒，三分　陈皮五分　槟榔五分　山楂子炒，二分　香附子五分　缩砂三分　绵实黑炒，五分　风化硝三分　莪术三分　三棱五分　麦芽黑炒，一钱　生姜二分　甘草一分

上十六味，㕮咀，以水二升，煮取一升，去滓，分温服。

病体瘦热动，脸赤鼻燥，大便难，小便涩者，名曰阳疳，宜柏皮汤主之。

儿身热啼哭，腰腹如削者，此为缺乳疳也。

儿无食肠者，强与食，胸腹硬满，时痛，若唇红唾沫，宜鹧胡汤主之。

鹧胡汤方

鹧胡菜一钱　槟榔五分　大黄五分　苦楝皮二分　甘草五分

上五味，以水二升，煮取一升，分温二服，暮时减食，次朝勿食，当有验，糜粥自养。

儿头胀大渐长，反四肢瘦者，名曰脑疳，宜逐疳丸主之。

儿体羸腹大，眼内生翳者，名曰疳眼，宜柳肝加马乌汤主之。

---

① 食肠：此指胃口或食量。

疳热郁酿，致蚀疮者，宜乌头灰，以鸡子清傅之。

儿疳，骨节疼痛，遂致伛偻踒背，若胸上突起，名曰龟胸，宜铁浆服之，更龟尿煎傅之。

龟尿煎方

龟尿三合　烧酒五合　韶脑三分

上三味，调和煎熟，乘热熨突处。

疳热胶凝，骨节疼痛，胸背欲突起者，宜逐疳丸，频服当自愈也。

疳病，脉细数，必蒸热，蒸热者，致盗汗，遂属肌肤甲错也。

儿疳，爱吃泥土者，宜伏龙肝丸。

伏龙肝丸方

伏龙肝二两　使君肉二两　槟榔一两　南星姜制，一两　鳗鲡头黑炒，二两　熊胆一钱

上六味，研调，蜜丸。吃炭者，去伏龙加炭二两。吃米者，加米二两。

儿体赢肤燥，烦渴者，名曰疳渴，宜白梅汤主之。

白梅汤方

白梅二个　菟丝子一钱

上二味，以水一升，煮取七合，去滓，分温服。

儿疳，烦渴不解，脉微数，小便赤而涩者，宜益元散主之。

益元散方

滑石三钱　辰砂一钱

上二味，研调，以雪水冷服。

儿体瘦咬爪，大便溏泄，连日不解，名曰疳泻，宜扶脾汤

主之。

痢疾既解，反潮热血燥者，为疳病也。

痘疮解后，血液必竭，四肢瘦削，脉细而数，此为转属疳病也。

儿病胸骨露，腹肚胀大，四肢微冷，而大便溏者，名曰冷疳，宜养真汤主之。

养真汤方

茯苓五分　白术三分　乳柑皮五分　青皮二分　半夏五分　香附子五分，便制　缩砂三分，酒制　藿香二分　人参二分　破故纸三分　附子二分　麦芽五分　甘草三分　生姜二分　大枣二枚

上十五味，以水二升，煮取一升，去滓，分温服。

病身热血燥，脉细而数，脾气衰则大便鹜溏，胃气衰则四肢微肿，名曰脾痨，宜扶脾汤主之。

病腹肚石硬，胃弱不杀谷，面颜银白，朝凉暮热，脉细数，而肌肤甲错者，名曰疳劳，宜扶脾汤主之。

扶脾汤方

茯苓五分　白术二分　半夏五分　缩砂三分　香附子童便制，五分　莲蕊三分　乳柑皮五分　青皮三分　食盐一分　人参二分　红曲二分　生姜二分

上十二味，以水二升，煮取一升，去滓，空肚温服。

疳劳为病，朝凉暮热，咳痰心悸，肌肉血燥，脉细而数者，宜逐疳丸主之。

逐疳丸方

天灵盖黑炒，一两　虾蟆灰四钱　鳗鲡头烧灰，四钱　獭肝炙干，八钱　真珠一钱　松脂水飞，九钱　田螺灰四钱　犀角四钱　龙

脑一钱　麝香五分

上十味，研筛，以烧酒糊丸梧子大，每服五分，鸡卵浓汤送下。

病人骨热起伏，其脉微数，四肢肉脱，一身血燥，名曰干血劳，宜鳗鲡膏。

鳗鲡膏方

鳗鲡去头骨，三斤　清酒一斗

上二味，以文火，煮为膏，随意食之。

痓之为病，阳虚则吐血，阴虚则小便难，阴阳俱虚竭，则身体枯燥，蒸热盗汗，心悸不安，若口渴而咽痛者，宜柴鳖汤。

柴鳖汤方

柴胡一钱　黄芩三分　鳖甲九，二钱　茯苓二钱　枳实五分寒水石二钱　鹿角菜三分　莲蕊二分　甘草一分

上九味，以水二升，煮取一升，去滓，分温服。

痓热骨蒸，肌肉销铄者，宜栀子饭。

栀子饭方

栀子四钱

上一味，以水一斗，煮取汁，以炊米，作粥食。

病人气血虚竭，郁热起伏，二脉细数，大便若燥若溏，胸痞悸动，响其气而热愈动，滋其血而胸益痞，宜八珍汤主之。

八珍汤方

人参三分　茯苓二钱　枸杞三钱　缩砂五分　鹿角霜七分　莲蕊三分　生姜一片　甘草三分

上八味，以水二升，煮取一升，去滓，分温服。

阴痿遗精，腰脚酸痛，胸间悸动，脐下脱力，响真元，滋

肾液，七珍膏主之。

七珍膏方

人参四钱　破故微炒，二钱　枸杞二十钱　雀肉研如泥，十钱
鸡子黄涂板面烈日晒干，十钱　白糖二十钱　蜂蜜一合

上七味，以烧酒二升，文火煮，胶凝为度，每服弹丸大，盐汤送下。

气血耗散，脾胃虚弱，遂变见诸症，勿论其证，勿拘其脉，宜连服阴阳调匀汤，以取穷境之效也。

阴阳调匀汤方

人参三分　茯苓二钱　白术五分　橘皮炒，五分　半夏一钱
香附子便制，一钱　缩砂五分　破故五分　枸杞一钱　黄柏酒制，三分　甘草三分　生姜一片

上十二味，以水二升，煮取一升，去滓，分温服。

痞劳，身微肿，四肢沉重，若大便泄痢者，宜真武加马舄汤。若有阴热者，更加鳖甲三分。

病人，肌肤干枯，咳喘少气，名曰痞咳，榧子去壳，微炙蘸蜜，每食一二枚，日二三次。

病胸胁挛拘，夜卧盗汗，若身发虚班，若心悸动者，黄芪建中汤主之。

痞病，腹癖膨胀，雷鸣而微痛，若四肢微肿者，大麦煎主之。

大麦煎方

红豆出芽，五分　茯苓一钱　乳柑皮五分　枳实三分　大腹皮五分　大麦芽二钱　生姜二分

上七味，以水二升，煮麦芽，减七合，去滓，内六味，再

煮取七合，去滓，分温服。

疳肿腹胀，小便不通者，宜瞿麦汤主之。

瞿麦汤方

瞿麦五分　商陆五分　茯苓一钱　琥珀二分　大腹皮三分　生姜二分　甘草三分

上七味，以水二升，煮取一升，去滓，分温服。

疳病，面黄颈细，腹大青筋，大便溏而澄清者，宜七成汤主之。

七成汤方

破故纸一钱　附子三分　莲蕊二分　茯苓一钱　人参二分　生姜二分　甘草二分

上七味，以水一升，煮取七合，去滓，分温服。

疳病，玄府衰则自汗出，牝脏衰则大便溏，宜温脏丸主之。

温脏丸方

蝮蛇炙，四钱　缩砂二钱　破故炒，二钱　莲蕊炒，一钱　熊胆五分　甘草三分

上六味，研筛，以烧酒糊丸，每服三十丸。

疳热发渴，要视口内，若齿焦黑者，名曰走马疳，宜大黄黄连泻心加茉莉白汤主之。

疳热骨蒸，咳喘烦悸，渴而小便赤者，五蒸汤主之。

五蒸汤方

石膏五分　知母三分　黄柏二分　龟板五分　地黄三分，生用　人参二分　甘草二分　生姜二分　大枣二枚

上九味，㕮咀，以水二升，煮取一升，去滓，加童便，分温服。

疳热骨蒸，咳痰吐食，其腹郁膨，若微痛，吞酸腥臭者，宜鳖甲枸杞饮。

鳖甲枸杞饮方

鳖甲一钱　枸杞一钱　犀角三分

上三味，以水一升，煮取七合，去滓，分温服。

病骨热咳痰，身微肿，吐鲜血者，宜犀角山漆汤。

犀角山漆汤方

犀角五分　山漆二钱　人中白三分

上三味，先煮二味，去滓，内人中白，搅调，分温服。若痰多者，更加竹沥三分。

亡血家，饮食减少，肌色脱，是跗①必致肿也。

疳病，脉细而沉，腹满肠鸣，必作噎也。趺阳脉，浮而数，浮则为虚，数则为热，虚热相搏，故令气噎，言胃气虚竭也。

百骸乏力，咳痰倚息，身浮肿，大便泄利者，不可治。

疳病，腹满如鼓，为丁奚；若吐乳食，为哺露，俱属难治。

病人倦卧而不食，其眼失神，颧时红者，孤阳之动也。

疳病，倦卧唇色脱，盗汗不歇者死。

病鱼口倚息，鼻焦唇燥，蛔既出者死。

病暴热倚息，饮食不能者，可治。渐热休作，行动烦悸，饮食少进者，不可治。

阴虚者，阳必动之，热也。阳虚者，阴必凑之，肿也。阴阳偏废者，不可治。

---

① 跗（fū 夫）：脚背，足上。

辨上焦病脉证并治第六

问曰：上焦病何谓也？答曰：假令如鼻耳眼口所患，此为上焦之病也。

头痛发热，咳嗽鼻衄，脉浮而数者，风寒也。

头痛休作，肌肤鲜明，而脉滑者，为留饮也。

头痛胸痞，若脚挛，脉细而弦者，宜柴胡藁本汤主之。

柴胡藁本汤方

银柴胡五分　黄芩二分　半夏五分　人参二分　藁本五分　川芎二分　桂枝三分　大枣二枚　生姜二分　甘草二分

上十味，㕮咀，以水二升，煮取一升，去滓，分温服。

头痛气逆，若头眩，脉微滑者，桂枝茯苓白术甘草汤主之。

桂枝茯苓白术甘草汤方

茯苓五分　桂枝三分　白术五分　甘草三分

上四味，以水一升，煮取七合，去滓，分温服。

头痛发作，脉数实，此为头疮之兆也，宜芎黄加味丸。

芎黄加味丸方

天灵盖　大黄各二两　川芎一两

上三味，研筛，以酒糊丸。

头痛脉细，胸中温温，唾白涎者，宜吴茱萸汤。

头痛胸痞，若悸动，脉关上浮者，大黄黄连泻心汤主之。

头痛眼黄，大便硬者，宜大承气汤主之。

头脑刺痛，四肢厥冷，额汗出，此为痛入泥丸宫①，即真头痛也。朝发者夕死，夕发者朝死。

儿疳热熏灼，遂客于头脑，其囟尖高者，名曰囟填也。

儿泻泄不禁，真元降陷，囟致坑者，名曰囟陷，宜扶脾加僵蚕汤主之。

问曰：眼病何以所致？答曰：疳热风毒，若胎毒，是皆眼疾之所因也。

眼目暴肿，焮热而疼痛者，风热所致也。

眼翳胧胧然，胸腹如娠，脉沉细者，疳热所动也。

眼目热红，肤作班者，为胎毒，宜火济汤主之。

眼睑蚀烂，身凉和，脉沉细者，为遗毒也，芎黄加味丸主之。

眼疾热痛不解者，宜铁落浆点之。

铁落浆方

铁落四钱，以雪水五合浸之一七日，色如皂角汁　燕脂寒制，二分
上二味，调和以点，日四五次。

眼病，脉数紧，目脉血肿而痛，此为风眼。若不痛，名曰疫眼也，菊花汤主之。

菊花汤方

菊花五分　防风一钱　川芎三分　栀子黑炒，三分　甘草二分
上五味，以水二升，煮取一升，分温服。

眼睑发疮，脾郁所致，名曰眼疣，减饮食而自愈。

朝明暮暗，名曰雀目，此为疳郁所致也，宜夜明砂丸主之。

---

① 泥丸宫：道教称谓，有曰"泥丸九真皆有房"，脑神名精根，字泥丸，其神所居之处为泥丸宫。后亦泛称人头。

夜明砂丸方

夜明砂三钱，炒研　　熊胆五分

上二味，研调，糊丸麻子大，每服三十丸。

血眼热痛，若疫眼红肿，俱点还元水，兼与三黄加细辛马
舄汤主之。

疳火郁蒸，遂害精粹①，翳如雾里，此为疳眼也。

儿雀目，若疳眼者，鳗鲡胆，若海鲫胆，皆食之，当自愈。

儿眼睑浮肿休作者，食饮过饱所致也。

痘眼致星障，若翳膜者，须要急治，点以鸡冠血，点燕卵
清亦佳。

痘毒，若风毒，致翳障者，宜辰砂膏主之。

辰砂膏方

蓖麻子一两　　茶油三合　　辰砂四钱

上三味，捣烂作膏，贴百会，又傅诸疮而愈。若产妇胞衣
不降者，贴足心。

伤损眼，焮热烦痛者，宜蘘荷根②点之。

点方

蘘荷根一个，去粗皮

上一味，研绞取液，以屡点，痛当自解也。

尘砂侵眼，碜痛多泪者，好墨磨清水，以点入，阖眼少顷，
以纸捻，从眦尾向眦头，拭净二三次，尘当出也。

眼目焮热烦痛者，为阳眼也。无热而碧白不辨物者，阴眼

---

① 精粹：精华，指事物最精美部分。
② 蘘荷根：蘘荷，一名蘘草，多年生草本植物。叶互生，椭圆状披针
形，冬枯。夏秋开花，花白色或淡黄，根似姜，可入药。

也。阴眼者难治。阳眼焮痛，瞳仁破者，亦难治。

风眼，热肿疼痛，瞳仁翻突者，不可治。

问曰：鼻病如何？答曰：鼻焮热而燥，屡欲湿之，湿则蚀烂而痛者，为鼻疳也。

鼻热红，若肿大，脉洪而数者，为肺风也。

鼻浊沥流如泉，名曰鼻渊，即脑漏也。此为风热客于肺所致，必致瞑目，剧者致衄衊①，宜三黄泻心加细辛薄荷汤。

鼻内息肉，即鼻痔也。若焮热红肿，鼻瓮凝塞，名曰鼻齆②，宜割破取瘀浊也。

肺风肿痛，诸鼻疮，其脉洪数者，宜火济汤服之。

鼻疮齄鼻，酒毒入肺所致者，葛花汤主之。

葛花汤方

葛花五分　枳椇五分　薄荷三分　石膏一钱　甘草二分

上五味，以水　升，煮取七合，去滓，分温服。

儿鼻热燥，遂窒塞，鼻息高齁，睡眠不安，名齁③齝，宜蜂蜜点之。

病人肺窍为风热所阖，遂齁齝，难以息者，宜瓜蒂散，用管吹之，躁烦而解也。

鼻疮肿大，其脉洪而滑者，为鼻齆也，通肺饮主之。

通肺饮方

苍耳子五分　辛夷仁五分　白芷三分　细辛二分　薄荷二分

---

① 衄衊（nǔmiè）：中医病证名。因热盛而迫血妄行，在鼻为衄，在汗孔为衊。

② 齆（wèng瓮）：因鼻孔堵塞而发音不清。

③ 齁（hōu）：鼻息声。

婴儿论

六四

龙脑一分　生姜二分

上七味，以水一升，煮六味，去滓，内龙脑，二三沸，分温服，日三服。

鼻不闻香臭，此为肺窍郁遏所致，宜通肺饮主之。

问曰：有衄血，有吐血，其别如何？答曰：鼻者与肺通，血溢于脑者，致衄血也。血动于胸者，致吐血也。

病人血气暴动致衄血，其脉数实者，宜大黄黄连泻心汤主之。

衄血为恙，恶寒发热，其脉浮而紧者，此为风热欲解所致也。

鼻衄，若吐红，喘痰盗汗，脉虚微者，宜玄参汤。

玄参汤方

玄参三分　地黄生，三分　栀子炒，三分　犀角三分

上四味，以水一升，煮取七合，去滓，分温服。

惊触逆动而暴衄者，先以冷水噀其面，仍与大黄黄连泻心汤。

鼻衄，吐红暴流，元阳欲脱者，宜灸涌泉、大敦，熨百会亦为佳。

病人身体羸瘦，其脉细数，咳血，若衄血者，此为上实下虚之候也，宜烧酒加萝卜汁服之。又紫糖，以烧酒和解，服之。更大蒜研如泥，贴足心。

病人衄巉颜红，此为孤阳奔腾，好墨磨热汤，加人尿服之，又花蕊石散主之。

花蕊石散方

花蕊石四钱　食盐一钱

上二味，研均，以童尿服。

咯血，若大便血，诸虚动所致者，宜摄血汤主之。

摄血汤方

当归五分　芍药五分　地黄生，三分　川芎二分　蝮蛇炒研，三分　生姜二分

上六味，以水二升，先煮五味，取一升，去滓，内蝮蛇，搅调，分温服。

血动为病，阳盛则身热，阴盛则身冷。身冷者易治，身热者难治。

病人九窍失血，身热不解，脉滑数者，不可治。

伤寒，热客于膀胱，遂致血泄，此为病解也。

病人吐红，腥臭不可近，其脉洪大，若头眩者，为难治。

血动为候，其人肌肤黑瘦者易治，白肥者难治。

问曰：耳疾如何？答曰：耳之为恙，脉浮者为实，沉者为虚。实者发疮，虚者致聋。

儿耳脓沥而败臭，此为脾郁所致，以食饮过饱故也，名曰聤耳，宜大黄黄连泻心汤。

风热上攻而鼓击，耳鸣恰如海涛者，宜防风攻毒饮主之。

防风攻毒饮方

防风五分　细辛二分　牛房子五分　黄柏炒，三分　寒水石一钱　芒硝三分　甘草二分

上七味，以水二升，煮取一升，去滓，分温服。

病人耳鸣恰如蝉声，暮则剧，朝则减，此为无根假火奔腾所致也，乌鸦黑散主之。

乌鸦黑散方

乌鸦黑炒，四钱　黄柏黑炒，二钱　栀子黑炒，三钱

上三味，研调，以白汤加童便服之。

耳痛休作，若脓滴，若蝉声者，宜白矾油主之。

白矾油方

白矾五分　麝香一分

上二味，先以清油二升，煮白矾，内麝香，搅调滴入，日二三次。

耳鸣休作，久久致聋者，不可治。

风毒逆鼓而耳鸣如聋者，尚可治。假火奔腾为劳聋者，不可治。

问曰：齿龈肿痛，何谓也？答曰：齿腭热肿而痛，脉必浮数者，为风热所致。若脉沉数，其齿焦者，为龋齿也。

龈腭暴肿而痛，此为风毒所致，宜消毒饮主之。

齿龈烦热疼痛，若风热、若脾热所致者，宜木鳖散主之。

木鳖散方

木鳖子一钱　龙脑二分

上二味，研筛醋调，傅患处。

齿暴燔灼，干黑而脱落者，为走马疳也，罗勒①散主之。

罗勒散方

罗勒三分　虾蟆烧作灰，二分　龙脑二分

上三味，研调傅患处。

重腭，焮热而烦痛者，宜砭瘀血也。

齿痛休作者，灸列缺，若阳溪，不复发也。

———————————

① 罗勒：俗称"矮糠"。一年生草本植物，花、叶略带紫色，茎、叶芳香，用作香料或入药。

问曰：口涎流出者，何谓也？答曰：涎者，脾液也。口流涎者，此为脾失收摄所致也，养脏汤主之。

养脏汤方

茯苓五钱　白术炒，三分　陈皮五分　半夏四分　人参二分
诃子二分　生姜二分　大枣三枚　缩砂三分　甘草三分

上十味，以水二升，煮取一升，去滓，分温服。

问曰：暴哑者，何以所致也？答曰：病人暴哑，其声啾啾，脉沉伏而咳，此为风痰凝结也。若声吃吃，脉动数，状如狂者，惊触若虫癖也。

病人失声，如嗳状，此为风痰凝塞所致也，白糖饮主之。

白糖饮方

白糖四钱　萝卜汁五分　姜三勺

上三味，调和，频频服。

病人由惊触而哑者，宜蜜陀丸。

蜜陀丸方

金蜜陀四钱　麝香一分　辰砂三分　猪胆二分

上四味，研筛，姜汁糊丸桐子大，每服三十丸，以温胆汤服之。

儿情态恰如痴而呐语，此为痫哑也。

病人体倦，乏气力，其声如隔壁而语，此为病末，以血液竭故也。

病人身热，脉数而呕者，为胃热所致也。若身冷脉沉者，胃寒令然也。

病候，有声而无物，名曰呕。无声而有物，此为吐。若脉滑为痰饮，脉弦为虫动。虫动所致，宜安蛔汤。

安蛔汤方

人参二分　白术三分　茯苓五分　干姜三分　乌梅一个　蜀椒
二分

上六味，以水一升，煮减三合，去滓，分温服。

病人，诸呕吐，水谷难入者，宜半夏茯苓汤主之。

半夏茯苓汤方

半夏五分　茯苓五分　生姜三分

上三味，以水一升，煮取七合，去滓，分温服。

呕逆微热，胸胁苦满，其脉细弦者，宜柴胡汤主之。

病人，胸间漉漉作声，吐出水谷者，茯苓饮主之。

茯苓饮方

茯苓五分　人参三分　白术三分　枳实二分　橘皮三分　生姜
二分

上六味，以水一升，煮取七合，分温服。

病发热而渴，饮反呛者，为水逆也，五苓散主之。

呕吐休作，饮食不能者，宜烧酒服之，服法：

烧酒五合　白糖四钱　姜汁一合

上三味，研调，每服一蚬壳，日五六次。

呕家，腹满潮热，若腹痛，唇燥舌干者，此为实，宜大承
气汤主之。

儿暴吐，脉、腹反如故，此为乳饵所妨也。

呕家，有痈脓者勿治，脓尽自愈。

呕乳休作，连日不解者，发惊痫，不可治也。

呕吐腹大，四肢瘦，其脉细弦者，疳也。

呕家，要减饮食，若妄饮食者，不可治也。

问曰：膈噎病，何以所致也？答曰：天质虚弱，七情郁塞，若饮食饥饱过度，脾力仍孤竭，浊痰胶凝，致以饮食溢吐也。

饮食噎出，肌肤血燥，脉微弱者，为极虚也，与蚬壳散。

蚬壳散方

蚬壳浸醋烧，四钱　鸡子壳四钱　白糖一两

上三味，研调，以生姜汤服之。

病人脉滑而动，饮食时噎吐者，宜大半夏汤。

大半夏汤方

半夏一钱　人参三分　白蜜五钱

上三味，以水二升，调和，煮取一升，去滓，分温服。

膈噎胃反，饮食时吐出者，宜鸬鹚散。

鸬鹚散方

鸬鹚黑炒

上一味，研筛，每一钱，以烧酒温服。

膈噎，饮食吐出而难内，其脉沉弦，此为病属沉痼也，宜老涎饮主之。

老涎饮方

老牛涎一升　烧酒一升

上二味，调和，两三沸，更加姜汁，每服一二合，以病愈为度，终身当不复发也。

胃反膈噎，诸脾虚，食谷不化，若留饮，胸腹雷鸣，俱宜丁香煎主之。

丁香煎方

丁香三十五个　大枣二十枚　生姜一钱

上三味，以水五升，煎取三升，去滓，煮陈米一升为粥，加食盐一匙，搅调歠食，兼服白梅萝卜汁等。

朝食暮吐，暮食朝吐，四肢瘦，腹肉脱者，为难治。

呕家勿攻，以上实下虚所致也。饮食噎而难内者，尚可治，内而难收者不可治。

问曰：嗳气吞酸何谓也？答曰：嗳者出食臭，酸者致酸味，是以食饪郁塞也。

食谷不杀，吞酸嗳臭，剧者膨满而痛，宜平胃散主之。

病人腹力衰弱，胸间留饮，若呕逆食臭者，宜茯苓饮服之。

病人胸痞雷鸣，大便泄利，若干噫食臭者，是以胸腹不和故也，生姜泻心汤主之。

生姜泻心汤方

生姜三分　甘草二分　人参三分　干姜三分　黄芩三分　半夏一钱　黄连二分　大枣二枚

上八味，以水一升，煮取七合，去滓，分温服。

论曰：嘈杂为恙，痰火郁灼，为此害也，宜青皮汤和之。

青皮汤方

青皮一钱　食盐烧，三分　生姜五分

上三味，以水一升，煮取七合，去滓，分温服。

师曰：谷气实则噫，虚则哕，哕为呃逆。呃者，哕声轻也；哕者，呃声重也。

哕者，呃呃作声，以草刺鼻，嚏而解即是也。

呃逆休作，数月不解，食饮嬉戏反如故，此为虫气令然也。

病人困倦，哕呃而脉沉细，此为胃虚也，宜柿蒂汤主之。

柿蒂汤方

柿蒂一钱　半夏五分　丁香三分　生姜三分

上四味，以水一升，煮取七合，去滓，分温服。

哕呃，若热若寒，俱宜萝卜饮主之。

萝卜饮方

萝卜汁五合　白糖二两　烧酒二升

上三味，调和，分温频频服。

哕家，体羸血燥，脉沉而细，此为阴阳失顺摄也。

问曰：咳嗽，其别如何？答曰：浮风紧寒，数热细湿，虚劳，俱为肺气不利也。

风寒所袭，其人若胸间有水气，若干呕，必脉数而咳，宜小青龙汤主之。

小青龙汤方

麻黄五分　芍药五分　半夏五分　五味子三分　干姜三分　桂枝三分　细辛三分　甘草二分

上八味，以水一升五合，先煮麻黄，减五合，去上沫，内诸药，煮取七合，去滓，分温服。

咳家，夜间更剧，引日难解者，宜敛肺饮，兼嗅方主之。

敛肺饮方

射干一钱　白芥子一钱　生姜三分　罂粟壳炒，一钱

上四味，以水二升，煮取一升，去滓，分温服。

嗅方

木鳖子一两　款冬花一两

上二味，作莫，每三钱，焚烟，以鼻吸，少顷当涎出，仍服生姜汤。

儿骨露血燥，咳喘而乏气力，此为疳咳，宜苦酒鸡子啖之，榧实蜜炙亦佳。

苦酒鸡子方

鸡子一个

上瀹①熟，去壳，以苦酒再煮，唉之。

咳家，体瘦血燥，其脉细数，必致咯血，此为虚极也，鳖枸汤主之。

论曰：病有喘有哮，短气息迫，名曰喘也；喉内致响声，名曰哮也，宜茯杏甘橘枳姜汤主之。

茯杏甘橘枳姜汤方

茯苓一钱　杏仁七个　甘草三分　橘皮五分　枳实三分　生姜三分

上六味，哎咀，以水一升，煮取七合，去滓，分温服。

喘家，多以暑月寒月必发动，此为肺脏久蓄浊气所致也，茶实饮主之。

茶实饮方

茶实炒，五分　葶苈五分　桑白皮三分　干姜三分　大枣二枚甘草二分

上六味，以水一升，煮取七合，去滓，分温服。

喘咳气逆，痰息烦动，其脉沉弦者，泽漆汤主之。

泽漆汤方

泽漆一钱　半夏五分　紫参五分　白前三分　生姜三分

上五味，以水一升，煮取七合，去滓，分温服。

病人动躁，汗出而喘，无大热者，可与麻黄杏仁甘草石膏汤主之。

---

① 瀹（yuè 月）：煮。

麻黄杏仁甘草石膏汤方

麻黄四分　杏仁七个　甘草二分　石膏一钱

上四味，以水一升，先煮麻黄，减二合，去上沫，内诸药，煮取六合，去滓，分温服。

咳喘交作，短息而动躁，其脉浮大，眼如脱状，此为肺胀也，越婢加半夏汤主之。

体瘦肌燥，喘哮休作，若痰咳咯血，夜卧不安者，薯蓣膏主之。

薯蓣膏方

薯蓣去上皮，一颗　白糖一两

上二味，捣如泥，每服弹丸大，日四五次。

肺胀息迫，四肢厥，额汗流，脉沉结者死。

问曰：热在上焦者，因咳为肺痿。肺痿之病，何从得之？师曰：或从汗出，或从呕吐，或从消渴，小便利数，或从便难，又被快药下利，重亡津液，故得之。曰：脉数，其人咳，口中反有浊唾涎沫者何？师曰：为肺痿之病。若口中辟辟燥，咳即脐①中隐隐痛，脉反滑数，此为肺痈，咳唾脓血。脉数虚者为肺痿，数实者为肺痈，桔梗汤主之。

桔梗汤方

桔梗二钱　甘草五分

上二味，以水二升，煮取一升，去滓，分温服。

肺痿，吐涎沫，而不咳者，其人不渴，必遗尿小便数，所

---

① 脐：据《金匮要略·肺痿肺痈咳嗽上气病》，当作"胸"。

以然者，以上虚不能制下故也，此为肺中冷，必眩多①，甘草干姜汤以温之。

肺痈，喘不得卧，葶苈大枣泻肺汤主之。

葶苈大枣泻肺汤方

葶苈炒，一钱　大枣三枚　白芥子五分

上三味，以水一升，煮取七合，去滓，分温服。

咳而胸满，振寒脉数，时出痰血腥臭，此为肺痈之渐也。

肺痈，吐脓血不息，一身蒸热，脉细而数，自汗，若盗汗者，不可治。

问曰：骨鲠何以所治？答曰：鱼骨为恙，急啖胶饴。无验者，再三啖而愈。

人误为鱼骨所害，金凤实服之。金凤实三个，研末，以冷水调服，更以热汤嗽之。

人啖饼，误胶其喉，烦闷而欲死者，急苦酒白糖搅调服，萝卜汁频服亦佳。

儿误吞稻芼②，咽嗌不利而烦乱者，急食胶饴。无验者，再三食之。

儿误吞金银，若铜铁，宜缩砂饮。

缩砂饮方

缩砂一钱　生姜五分

上二味，以烧酒一升，煮取七合，去滓，分温，内白糖，搅调服。

---

① 必眩多：据《金匮要略·肺痿肺痈咳嗽上气病》，当作"必眩，多涎唾"。

② 芼（máo）：可供食用的水草或野菜。

问曰：胸痹心痛何谓也？答曰：胸痛，其人脉滑者，痰饮所致也。腹满而胸痛，脉实紧者，谷饪所致也。胸胁挛拘，其痛休作有时，此为虫动也。

伤寒脉浮，反攻之，遂胸痞而痛，名曰结胸。但满而不痛，此为痞，宜半夏泻心汤。

半夏泻心汤方

半夏五分　黄芩三分　干姜三分　人参二分　黄连三分　大枣三枚　甘草二分

上七味，以水一升，煮取七合，去滓，分温服。

胸痞，按之濡，其脉关上浮者，大黄黄连泻心汤主之。

大黄黄连泻心汤方

大黄五分　黄连五分

上二味，以麻沸汤一升，渍之须臾，绞去滓，分温再服。

胸痞，干噫食臭，胁间有水气，腹中雷鸣，下利者，生姜泻心汤主之。

支饮胸满者，厚朴大黄汤主之。

厚朴大黄汤方

厚朴一钱　大黄五分　枳实三分

上三味，以水一升，煮取七合，去滓，分温再服。

心下痞，而复恶寒汗出者，附子泻心汤主之。

心胸中有停痰宿水，自吐出水后，心胸间虚，气满不能食，茯苓饮主之。

太阳病，外证未除，而数下之，遂协热而利，利下不止，心下痞硬，表里不解者，桂枝人参汤主之。

胸痞剧则致痛，痛剧则彻背，遂动躁，而脉沉伏，宜鬼箭汤。

鬼箭汤方

鬼箭二钱　人中白五分　芒硝三分　甘草二分

上四味，以水一升，煮取七合，去滓，分温服。

大寒痛，呕不能饮食，皮粟起，宜大建中汤主之。

大建中汤方

蜀椒五分　干姜四分　人参三分

上三味，以水二升，煮取一升，去滓，内胶饴二钱，微微火煎，取一升，分温再服。

蛔虫之为病，令人吐涎，心痛发作有时，毒药不止，甘草粉蜜汤主之。

甘草粉蜜汤方

甘草五分　粉三分　蜜一钱

上三味，以水一升，先煮甘草，取七合，去滓，内粉、蜜，搅令和，煎如薄粥，温服。

胸间虚，气满，若疼痛，其脉细弦者，熊胆饮主之。

熊胆饮方

熊胆三分　石决明浸醋烧去火毒，五分

上二味，以烧酒先解熊胆，更内石决明，搅调，分温服。

潮热，胸满而痛不可近者，大陷胸汤主之。

大陷胸汤方

大黄五分　芒硝五分　甘遂五分

上三味，以水二升，先煮大黄，取一升，去滓，内芒硝，煮一两沸，内甘遂末，温服，得快利，止后服。

支饮家，咳烦胸中大痛，宜十枣汤主之。

十枣汤方

芫花　甘遂　大戟　大枣

上前三味，等分，各别捣为散，以水一升半，煮大枣肥者十枚，取八合，去滓，内药末，强人服三分，羸人服二分，温服之，利后糜粥自养。

胸腹急痛，若噫息，其脉滑动，急与食盐汤，仍以鹅翎探其喉，当暴吐而愈。

胸腹硬满而大痛，其脉滑数，急与厚朴三物汤。

胸腹硬满卒痛，身厥脉伏，急与紫霜丸。

胸腹疼痛，脉乍数乍迟，当吐蛔也。

胸痛反复动转，面颜失色，额汗如流，身厥脉结，名曰真心痛。朝发者暮死，暮发者朝死。

辨中焦病脉证并治第七

问曰：中焦为病候，何谓也？答曰：乳食饥饱失度，遂致腹内万变病，假令如疳癖谷瘕，若肿满胀单，即是也。

儿嗔声缓急，啼号无泪，而脉弦急，此为腹痛也。腹痛在脐上硬满者，必食饪也；在脐下石硬者，后必致淋也。

腹痛，食饪所致者，平胃散主之。

平胃散方

厚朴三两四钱　陈皮四两　苍术一两　甘草五钱　生姜五钱

上五味，㕮咀，焙，捣为末，每服一钱，以盐汤搅调服。

伤寒，发汗后，腹胀满者，宜厚朴生姜甘草半夏人参汤主之。

厚朴生姜甘草半夏人参汤方

厚朴一钱　生姜三分　半夏五分　人参二分　甘草三分

上五味，以水一升，煮取七合，去滓，分温服。

儿肠脆窄，过餐生冷，腹郁满而微痛，此为食郁，莪术丸主之。

莪术丸方

莪术　三棱　陈皮　青皮　缩砂各五钱　干姜　胡椒各二钱

上七味，捣筛，以醋糊为丸，每服二三分。

胁腹挛拘而痛者，与建中汤。若膨满而痛者，不当与也。

体肤皖白，四肢乏力，腔内时痛，雷鸣而溏，宜厚朴枳实汤。

厚朴枳实汤方

厚朴五分　枳实三分　陈皮五分　茯苓五分　香附子五分　槟

榔五分　黄连三分

上七味，以水二升，煮取一升，去滓，分温服。

腹硬脉弦，痛而闭者，厚朴三物汤主之。

厚朴三物汤方

厚朴一钱　枳实五分　大黄五分　甘草三分

上四味，以水一升，煮取七合，去滓，分温服。

腹内绞痛，四肢厥冷，脉沉伏而阴缩者，猪胆酒主之。

猪胆酒方

野猪胆一钱

上一味，以烧酒一升，煮减二三分，分温，频频服。

胸腹雷鸣急痛，脉沉弦，腰脚如冰冷者，宜熏脐法。熏脐法，碗表凿二三孔，仍以熟艾指大，倒着其里面，点火以覆其脐，烟当从孔出，熏竭，再三依前法，以腹温为度。

盘肠痛，属寒疝，但不直视者是也，乌头桂枝汤主之。

乌头桂枝汤方

乌头一枚，熬

上一味，以蜜三升，煎减一升，去滓，以桂枝汤一升解之，分温少少服。不知者，稍加服。知者如醉状，得吐者为中病。

盘肠痛，冷气郁结而不解者，当归四逆加吴茱萸汤主之。

当归四逆加吴茱萸汤方

当归一钱　芍药一钱　桂枝三分　细辛三分　吴茱萸二分　生姜三分　通草一钱　甘草二分　大枣二枚

上九味，以水一升，清酒一升，煮和，取一升，去滓，分温三服。

儿腹肚绞痛，有瘕疝者，内钓也；无瘕疝，此为盘肠，宜当归附子汤。

当归附子汤方

当归　牛膝　芍药各二钱　桂枝　附子　甘草各五分

上六味，以水二升，煮取一升，去滓，分温服。

妇女腰腹绞痛，面红者，此为血气所致也，宜桃核承气汤，桂枝茯苓丸亦主之。

桂枝茯苓丸方

桂枝　茯苓　牡丹去心　桃仁去皮尖，熬　芍药各等分

上五味，末之，炼蜜和丸，如弹丸大，每日食前服一丸，不知，加至三丸。

腹内血气疠痛者，蟹爪枳实汤主之。

蟹爪枳实汤方

蟹爪浸醋炙，一钱　枳实一钱　芒硝三分　芍药一钱　桃仁五分
甘草三分

上六味，以水二升，煮取一升，去滓，分温服。

胁下偏痛，发热，脉紧弦，此寒也，以温药下之，大黄附子汤主之。

大黄附子汤方

大黄五分　附子三分　细辛三分

上三味，以水二升，煮取一升，去滓，分温三服。

腹中寒气，雷鸣切痛，胸胁逆满，呕吐，附子粳米汤主之。

附子粳米汤方

附子三分，炮　半夏五分　甘草三分　大枣三枚　粳米五分

上五味，以水一升，煮米熟，汤成去滓，分温服。

论曰：腹满，按之硬而落落者，为癖块也；濡而漉漉者，为湿肿也。

儿脾弱，食谷不化，遂致食瘕，宜溃坚汤主之。

腹内食谷不消，郁塞而硬满，遂致虫块，宜鹩鸪菜汤。

癖块属脾弱，其治无泻法，宜磨谷化块方。

癥结积聚虚冷，若中暍霍乱，宜木天蓼汤主之。

木天蓼汤方

木天蓼五分　枳实三分　茯苓五分　桂枝三分　生姜三分

上五味，以水一升，煮取七合，去滓，分温服。

癥块鼓满，按之不移，四肢细削者，溃坚酒服之。

溃坚酒方

狼毒一两　三棱五钱　莪术五钱　枳实四钱　槟榔四钱　缩砂三钱　青皮三钱　干姜三钱　白糖半斤

上九味，捣筛，以烧酒一斗，搅调，蜜封四五日，分服，日二三次。

病者腹满时减，复如故，此为脾虚鼓满之渐也，宜罗勒汤主之。

罗勒汤方

罗勒一钱　人参三分　枳实三分　青皮三分　茯苓五分　白术三分　厚朴三分　生姜三分　大枣三枚

上九味，以水二升，煮取一升，去滓，分温服。

消食破满气，槟榔丸主之。

槟榔丸方

槟榔三钱　木香　人参各二钱　枳实四钱　胡椒一钱　甘草二钱

上六味，酒糊丸。

病人鼓满渐胀，饮食反如故，此为肠表息肉，名曰胀单，废人也。

胸腹大满，奔豚悸动，短息而额汗出者，不可治。

块瘕渐大，四肢肿满，从脐水沥流者，为难治。

肿从四肢向腹者，尚可治也；从腹向四肢者，不可治也。

辨下焦病脉证并治第八

问曰：下焦病何谓也？答曰：大便难，若泻，小便不利，若遗溺，及痿躄脚痛，此为下焦所患也。

太阳病，桂枝证，医反下之，利遂不止，脉促者，表未解也，宜葛根黄芩黄连汤主之。

葛根黄芩黄连汤方

葛根五分　甘草五分　黄芩五分　黄连三分

上四味，以水二升，先煮葛根，减半升，内诸药，煮取一升，去滓，分温三服。

太阳与少阳合病，自下利者，与黄芩汤，若呕者，黄芩加半夏生姜汤主之。

黄芩汤方

黄芩三分　甘草三分　芍药一钱　大枣三枚

上四味，以水二升，煮取一升，去滓，分温服。

脉浮，小便不利，微热消渴，大便洞泻，其色黄，此为热泻，宜五苓散主之。

发热恶寒，吐泻烦渴，若腹痛者，清宁汤主之。

清宁汤方

葛根五分　人叶三分　苍术三分　茯苓五分　木香三分　藿香三分　甘草二分

上七味，以水一升，煮取七合，去滓，分温服。

发热，汗出不解，心下痞硬，呕吐而下利者，大柴胡汤主之。

下利，脉迟而滑者，实也，利未欲止，急下之，宜大承气汤。

下利，脉反滑者，当有所去，下乃愈，宜大承气汤。

下利已差，至其年月日时复发者，以痛①不尽故也，当下之，宜大承气汤。

少阴病，四逆，其人或咳，或悸，或小便不利，或腹中痛，或泄利下重者，四逆散主之。

下利，脉沉弦者，下重，脉大者，为未止，宜硬饭汤。

硬饭汤方

硬饭二钱，半黑炒半生用　槟榔一钱　芍药一钱　枳实五分　茯苓一钱　甘草三分　大枣五枚　生姜三分

上八味，以水二升，煮硬饭，减五合，内诸药，煮取一升，去滓，分温服。有热者，加黄连、黄芩。有寒者，加附子、干姜。

儿大便窘迫，状如胶，而面颜皱者，为痢也，琼脂汤服之。

琼脂汤方

琼脂五分　枳实五分　芍药一钱　槟榔五分　大枣三枚　甘草二分　生姜三分

上七味，以水二升，煮取一升，去滓，分温服。

太阳病，外证未除，而数下之，遂协热而利，利下不止，心下痞硬，表里不解者，桂枝人参汤主之。

桂枝人参汤方

桂枝三分　甘草二分　白术三分　人参二分　干姜三分

上五味，以水二升，先煮四味，取一升，内桂，更煮三两

---

① 痛：据《金匮要略·呕吐哕下利病》，当作"病"。

沸，去滓，分温服。

下利，肠澼腥臭，腰髋烦痛，宜剪红丸。

剪红丸方

蜜香四钱　缩砂四钱　熊胆一钱　阿片一钱　龙脑三分　麝香一分　甘草三分

上七味，研筛，以烧酒糊丸桐子大，每服二三丸。

大便后重而节续，烦渴而小便涩，若大便去红者，山漆汤服之。

山漆汤方

山漆根二钱　山药酒制，炒，一钱　芍药二钱　枳实五分　大枣三枚　生姜三分　甘草二分

上七味，以水二升，煮取一升，去滓，分温服。

大便窘迫，腰腹绞痛而烦，取热汤灌触器，仍登器，汤气熏蒸，腰腹自和，人便当快通也。

下利，手足微冷，脉涩者，不可更攻，宜呴血散方。

血散方

当归四钱　蝮蛇三钱，黑炒

上二味，研筛，以温酒服之。

发热暴泻，脉浮，渴而小便不利者，五苓散主之。

发热脉数，腹中痛，屡欲圊便，烦渴而小便少，此为瘕泄也。

瘕泄，大便如糜，法须攻之。瘕不竭，痢示不罢也。

痢疾为瘀浊，故后重而肠垢，必苦里急。假令无肠垢者，无后重也，若脉滑而疾者，当屎脓也。

腹痛暴泻，恶臭不可近者，为食积也。

儿暴泻，难以阳决之。久痢，难以阴决之。暴泻以多脱阳也，久痢以多瘀热也。

少阴病，下利便脓血，若广肠脱出，宜桃花汤主之。

桃花汤方

赤石脂五分　干姜三分　粳米三分

上三味，以水一升，煮米令熟，去滓，温服。

下利如蟹渤①，勃勃作声者，此为气痢也，气痢丸主之。

气痢丸方

诃子皮四钱　蜜香二钱　人参三分

上三味，研筛，蜜丸桐子大，每服二十丸。

痢疾，后重不解，其脉虚而动，此为便血之兆也，小连莸②汤主之。

小连莸汤方

小连莸二钱　芍药一钱　槟榔二钱　木香七分　甘草三分

上五味，以水二升，煮取一升，去滓，分温服。

大肠热则致后重，寒则致鹜溏，若噫息者，谷饪也。

夏月腹痛而泄泻，痛一阵泄一阵，此为肠间热也，黄连香薷饮主之

发热烦渴，大便如卵黄者，热泻也；无渴而清澄者，鹜溏也。

病人为冷食所伤，遂胁寒而利，如鸭屎，此为鹜溏也，扶脾汤主之。

---

① 下利如蟹渤：便下多气泡如蟹沫状。
② 小连莸：北大本作"小连翘"。

下利日数十行，血液内竭，脾气空乏，烦渴呕逆，饮食不能，此为禁口痢也，莲肉饮主之。

莲肉饮方

莲肉炒，二钱　黄连三分　食盐炒，二分

上三味，以水一升，煮取七合，去滓，内萝卜汁，搅调，分服。

下利，阴阳内竭，胸腹悸动，饮食不能，宜熏脐温之。

痢疾，腰腹绞痛，诸方无验者，灸章门、京门，若腰腹诸穴。

痢下旬余，体瘦血燥，四肢微冷，反面色缘缘正赤，此为孤阳沸郁所致也，麦门冬汤服之。

大便滑泄，胸腹雷鸣，脉沉弦，此为脾冷所致也，薯蓣汤主之。

薯蓣汤方

薯蓣一钱　茯苓一钱　白术五分　人参三分　青皮三分　半夏一钱　缩砂三分　香附子浸童便炙，五分　藿香三分　莲蕊三分　甘草三分　生姜三分

上十一味，以水二升，煮取一升，去滓，分温服。

脉微而数，微为阴虚，数为阳动，虚动相搏，孤阳不能独立，体肤自冷瘦，黎明大便溏，此为肾冷令然也，宜七成汤主之。

少阴病，二三日不已，至四五日，腹痛，小便不利，四肢沉重疼痛，自下利者，此为有水气，真武汤主之。

病人阴阳俱厥，脾气孤弱，五液注下，下焦不阖，清便飧泄，若腹筑漱而痛者，参茯白术散主之。

参茯白术散方

人参　白术　茯苓　山药　缩砂　陈皮　干姜　莲肉各三钱

藿香　白扁豆　薏苡　甘草各半钱①

上十二味，捣筛为散，或以胶饴，调匀服之。

痢疾，禁妄攻。若妄攻者，瘀浊未减而血液必竭也。

痢疾，要屡视口内，若齿焦者，为走马疳也。

痢毒疫热，若疮疹毒，宜翘花煎服之。

翘花煎方

翘花五钱　白糖五钱

上二味，以水二升，煮翘花，去滓，内糖服之。

痢热不减，烦渴而昏睡，其脉弦急者，此为发惊之渐也。

溏泄家，要减饮食，若妄食者，为难疗。

痢后血液燥竭，脚肉殊脱削，若挛急而疼痛，此为鹤膝风也。

痢疾，后重而努力，必致脱肛，以下焦虚故也。

痢下数旬不解，血液干竭，而脉细数者，转属疳泻也。

病人脉沉而迟，面少赤，身有微热，下利清谷者，必郁冒，汗出而解，其人必微热，所以然者，其面戴阳，下虚故也。

面体羸瘠，脾胃虚弱，饮食减少，苦泻泄者，宜白术膏服之。

白术膏方

白术一斤，焙　茯苓四两　陈皮四两

上三味，以水一斗，熬取三升，滤去渣。又以水八升，熬

---

① 各半钱：原作"各半减"，据文义改。

取二升，将渣捣烂。又以水五升，熬取一升，都合前汁，再熬至二升，加蜜四两，熬至稠，滴水成珠为度。每服弹丸大，日二三次。

泻泄家，小便当少，今反多，是欲愈也。

痢疾为恙，以顺气活血为要。其气顺则里急减，其血活则泄利自愈。

痢下，数月休作者，为休息痢也。

病人泻泄，脉浮而迟，此为表热里寒，其便必完谷也，四逆汤服之。

少阴病，下利清谷，里寒外热，四肢厥，脉微欲绝者，通脉四逆汤主之，加人参三分。

前后二便易其位而出，名曰交肠，此为脏腑错杂所致也。

痢下肠澼，如鱼脑，若屋漏，目红唇燥，此为气血败绝也。

痢下旬余不解，鲜血自利，脉微肩息，多呼少吸者死。

下利，手足厥冷，无脉者灸之。不温，若脉不还，反微喘者死。

暴利脉绝，手足厥冷，晬时脉还，手足温者生，脉不还者死。

痢下，体瘦脉虚，反能饮食者生，不能饮食者死。

体厥，脉微口渴，下利清谷，短气烦躁者死。

痢下数旬不解，呕哕，足趺微肿，若吐蛔者死。

问曰：大便难，何以所致？答曰：脾实则大便难，虚则大便溏。不溏不难，其人必实健也。

潮热便难，若谵语，若目中不了了者，此为邪热在里也，大承气汤主之。

病人不大便六七日，头痛有热者，大承气汤主之。

孩儿胸腹膜胀硬满，大便不利，此为乳癖所致也，白花汤主之。

体羸肌燥，大肠血干，大便硬者，宜波淡花唉之。波淡花一斤，白糖一斤，捣如泥，盛壶密盖，每唉梅实大。

跌阳脉浮而涩，浮则胃气强，涩则小便数，浮涩相搏，大便则难，其脾为约，麻仁丸主之。

麻仁丸方

麻子仁四钱　芍药四钱　大黄八钱　厚朴二钱　枳实一钱　杏仁四钱

上六味，为末，炼蜜为丸桐子大，饮服十丸，日三服，渐加，以和①为度。

阳明病，自汗出，若发汗，小便自利者，此为津液内竭，虽硬不可攻之，当须自欲大便，宜蜜煎导而通之。

蜜煎导方

蜜七合

一味，内铜器中，微火煎之，稍凝似饴状，扰之勿令焦着。欲可丸，并手捻作梃令头锐，大如指，长二寸许，当热时急作，冷则硬。以内谷道中，以手急抱，欲大便时，乃去之。

病人体羸血燥，大便结燥者，以热汤内触器，乘热而登，须臾当肛润便通也。

病人气乏体羸，肠内血燥，大便必硬，宜逐肠丸主之。

逐肠丸方

巴豆四钱　硫黄二钱　槟榔二钱　甘松二钱　铁落四钱　大黄

---

① 和：据《金匮要略·五脏风寒积聚病》，当作"知"。

四钱

上六味，捣筛，酒糊丸枳实大。别蜀椒二钱，以水二升，煮取一升，去滓，洗掌中，拭净，更涂胡麻油，仍握一丸，男左女右，以大便通为度。若不通，更握新者，或左右俱握。若通而不禁者，以冷水频洗掌中，便当顿止。

问曰：小便不利者，何谓也？答曰：膀胱以气化理寒热虚实，其气不行，仍失转化，小便不利即是也。

病人脉数身热，渴而溲便涩者，膀胱有客热。若脉涩而身微肿者，此为风湿也。

病人腹硬，脉沉而小便不利，是癖块令然也。

病人脉浮，微热消渴，小便不利者，五苓散主之。

身肿，小便少，水气在皮肤中，四肢聂聂动者，宜防己茯苓汤。

防己茯苓汤方

防己一钱　黄芪一钱　桂枝三分　茯苓一钱　甘草三分

上五味，以水二升，煮取一升，分温三服。

风湿，脉浮身重，汗出恶风，小便少者，宜防己黄芪汤。

防己黄芪汤方

防己一钱　甘草三分　白术三分　黄芪五分

上锉麻豆大，每抄二钱匕，生姜一片，大枣一枚，水盏半，煎八分，去滓，分温服。

风水恶风，一身悉肿，脉浮不渴①，续自汗出，无大热，越婢汤主之。

---

① 不渴：《金匮要略心典》作"而渴"。

越婢汤方

麻黄一钱　石膏一钱　生姜三分　大枣二枚　甘草二分

上五味，以水二升，先煮麻黄，去上沫，内诸药，煮取一升，分温三服。

身重，从腰以上必汗出，下无汗，腰髋弛痛，如有物在皮中状，剧者不能食，身疼重烦躁，小便不利者，桂枝加黄芪汤主之。

病人溲便涩痛而旁射，是胞胱热也，滑石汤主之。

滑石汤方

滑石一钱　芒硝三分　柏实五分　茯苓一钱　甘草三分　生姜三分

上六味，以水二升，煮取一升，去滓，分温服。

肚腹硬满，腰脚挛急，而小便不利，此脬①痹也。

病人渗道癃闭所致腹满短气者，荨麻汤主之。

荨麻汤方

荨麻一钱　茯苓二钱　豆黄卷三钱　马舄二钱　甘草三分

上五味，以水二升，煮取一升，去滓，分温服。

病人元阳减耗，胞胱乏转化，遂腹胀，小便不利，医欲以淡渗利之，是误也，得之反益剧，短气息迫，宜折水汤主之。

折水汤方

桑白皮一钱　吴茱萸五分　枳实七分　槟榔一钱　茯苓一钱
缩砂五分　香附五分　附子三分　生姜三分　麦芽二钱

上十味，以水二升，先煮麦芽，减五合，内诸药，煮取一

---

① 脬（pāo 抛）：膀胱。

升，去滓，分温服。

病人胸腹大满，结热不解，若脚气、心悸，俱与降气散。

降气散方

田螺去壳黑炒，一两　麝香三分

上二味，研均，每钱匕，以白汤服之。

病肿胀稍解，但足跗难消者，宜附子煎。

附子煎方

附子四钱　樟脑四钱

上二味，以酒五升，煎取三升，温热，频频熨之，日五六次。

病人脬转而小便不利者，阴阳熨法主之。

疝瘕鼓满，小便不利者，与黑散。

黑散方

虾蟆一两　缩砂一两

上二味，为黑炒，存性，研筛，以生姜汤服之。

病人小腹挛急，心胸中动气，此为元脏虚也，溺必如泔汁，宜破故汤。

破故汤方

破故一钱　鹿角霜五分　茯苓一钱　莲蕊三分　红曲五分　甘草三分

上六味，以水二升，煮取一升，去滓，分温服。

病人胸腹肿满如石硬，虽体气虚弱，须先破之，有故无害，此为霸道也，桃花煎破之。

桃花煎方

茯苓一钱　白术三分　枳实三分　半夏一钱　人参三分　香附

五分 砂仁三分 藿香五分 甘草三分 干姜三分

上十味，以水二升，煮白桃花一钱，减五合，内诸药，煮取一升，去滓，分温服。得泄利二三行为度，后去桃花，服本方，小便当渐通也。

诸小便不利，肿满转侧不能者，红豆煎主之。

红豆煎方

红豆炒，一两 茯苓一钱 枳实五分 吴茱萸三分 桑白皮五分 槟榔五分 白术三分 生姜三分

上八味，以水二升，先煎红豆，减五合，内诸药，再煎取一合，去滓，分温服。

病人跗肿脉微，口张气粗，额上汗出者死。

肿满，小便不利，多脾虚，烦悸而饮食不进者，不可治。

问曰：淋有五种者，何谓也？答曰：淋之为病，有寒有热，有血有石也。又真脏大虚，肚腹挛急而溺点滴者，此名劳淋也。

阴头痛而小便淋沥，其色如血者，名曰热淋也，宜石韦汤。

石韦汤方

石韦二钱 滑石二钱 茯苓五钱 黄柏五分 甘草三分

上五味，以水二升，煮取一升，去滓，分温服。

小便难，涩而鲜血滴，此为血淋，后致脓淋也，凉血汤主之。

凉血汤方

小连荛五分 当归一钱 芍药一钱 枳实五分 桂枝三分 桃仁三分 生姜三分

上七味，以水二升，煮取一升，去滓，分温服。

身体冰冷，其脉沉弦，小便频数，或身微肿，此名曰冷淋，

宜甘草附子汤主之。

甘草附子汤方

甘草三分　附子三分　红曲三分　桂枝三分

上四味，以水二升，煮取一升，去滓，分温服。

血活则膀胱滋，气化则溲便行，若气血窒塞，则渗道涩，名曰气淋也，枳实汤主之。

枳实汤方

枳实三分　厚朴一钱　茯苓一钱　木香三分　藿香三分　糖霜二钱　生姜三分

上七味，以水二升，煮六味，取一升，去滓，内糖霜，搅调，分温服。

膀胱郁结，瘀浊致淋，凝则为砂，散则为膏，宜海金沙汤主之。

海金沙汤方

海金沙一钱　琥珀五分　茯苓五分　糖霜五分　大枣二枚　生姜三分

上六味，以水二升，煮取一升，去滓，分温服。

发热脉浮，渴欲饮水，溲便涩而不利者，猪苓汤主之。

猪苓汤方

猪苓　茯苓　阿胶　滑石　泽泻各五分

上五味，以水二升，先煮四味，取一升，去滓，内阿胶烊消。若呕家，去阿胶，加蜂蜜，分温服五合，日三服。

淋疾，有热脓多者，为易治；无热，脓点滴不尽者，为难治。

问曰：梦遗失精者，何谓也？答曰：实壮人，欲火盛而致梦遗者，宜转移其情想而愈也。若羸弱人，假火妄动而致遗泄者，桂枝加龙骨牡蛎汤主之。

桂枝加龙骨牡蛎汤方

桂枝三分　芍药一钱　生姜三分　甘草三分　大枣二枚　龙骨五分　牡蛎一钱

上七味，以水二升，煮取一升，去滓，分温三服。

病人梦泄，时目眩，若腰腹弦急而痛，此为牝脏虚，宜安神丸镇之。

安神丸方

黄连六钱　生地黄一钱　当归二钱　朱砂五钱　牛黄五分　甘草一钱

上六味，为末，蒸饼糊丸黍米大，金箔为衣，每服十五丸。

肾漏白淫，头眩振振，胸间悸动，强阴不倒，此为虚火不归其原也，宜知柏枸杞饮。

知柏枸杞饮方

知母二钱　黄柏酒炒，三分　枸杞二钱　食盐二分　甘草五分

上五味，以水二升，煮取一升，去滓，分温服。

病人二脏衰弱，阴痿不振，梦交精脱，脉微沉细弦数，起居劳汗出，此为过极琢削所致也，极秘滋阴膏主之。

极秘滋阴膏方

反鼻①黑炒，七钱　破故五钱　缩砂十钱　枸杞子八钱　莲蕊五钱　雀肉八钱　鸡子黄十钱　山茱萸八钱　龙涎六钱　冬虫夏草五钱　人参五分

---

① 反鼻：蝮蛇之别名。

上十一味，为极末，先以烧酒二升，煮雀肉、鸡子黄为膏，更以蜂蜜二升、烧酒八升，与诸药同煮为膏，每服弹丸大。

问曰：阴器疼痛者，何谓也？答曰：阴器为恙，有肿痛，有隐痛，此为牝脏毒火所致也。

阴物隐痛烦乱，毒火所致者，黑豆汤主之。

黑豆汤方

黑豆一钱　犀角五分　甘草三分

上三味，以水二升，煮二味，减一升，内犀角末，搅调，分温服。

玉茎肿痛，若隐痛，恰如刀割，动躁不安者，宜甘草汤浸之。

甘草汤方

甘草八钱　食盐一钱，炒

上二味，以水五升，煮取三升，内竹筒，适寒温，以浸玉茎，冷易之，日五六次，以痛定为度。

论曰：臀骨隐痛，朝昏不解，诸药无疗者，但灸法治之，灸龟尾，仍与柏皮汤。

论曰：脬气实则溲便适度，虚则失其约，名遗溺，宜破故纸丸。

破故纸丸方

破故纸二两　缩砂一两　附子半两　五倍子一两，黑炒　甘草五钱

上五味，研筛，酒糊丸桐子大，以马溺温服。

遗溺，若阴痿，俱为牝脏虚冷所致，宜破故纸酒服之。

破故纸酒方

破故纸一两　缩砂一两　莲蕊五钱

上三味，捣为末，以烧酒一斗，糖霜一斤，同调均，内壶密封七日，酒熟，每服二三合，日三次。

师曰：肾囊偏大渐长，若腰脚挛急而痛，名囊疝，宿寒令然，宜防风汤。

防风汤方

防风一钱　芍药二钱　乌头霜五分　甘草二分　生姜二分

上五味，以水二升，煮取一升，去滓，分温服。

腰脚挛拘，屈伸不任，若行动跛跳，其睾丸偏大者，卵疝也，与乌头霜，芍药甘草附子汤亦服之。

乌头霜方

乌头霜二两　白糖二两

上二味，研调，每一钱匕，以温酒服之。

诸宿寒疝病，若阴肿，若腰冷，宜当归四逆加吴茱萸生姜汤。

阴囊肿大，腰冷转筋，其脉沉伏，此为厥疝，大金铃子丸主之。

大金铃子丸方

金铃子去核，四钱　破故纸二钱　附子一钱　桂枝四钱　吴茱萸一钱　甘草一钱

上六味，捣筛，以烧酒糊丸桐子大，每服三十丸，日二三次。

阴囊湿痒，得温气反益剧者，名肾脏风，宜渗湿汤。

阴囊偏肿，渐长大者，宜牡蛎散涂之。

牡蛎散方

牡蛎一钱

上一味，研筛，以鸡子清调和涂之，日二三次。

肾脏风，烦痒，数旬难解者，蛇状子①煎洗之。

蛇状子煎方

蛇状子一钱　白矾三钱　烟草茎一两

上三味，以水五升，煮取三升，以洗之，冷则更温洗，日二三次，以烦痒解为度。

身厥脉伏，腰腹酷痛，额汗出，名寒疝，宜乌头煎主之。

乌头煎方

乌头大者五枚，熬，去皮，不哎咀

上一味，以水三升，煮取一升，去滓，内蜜二升，煎令水尽，取二升，强人服七合，弱人服五合，不愈，明日更服，不叮一日再服。

问曰：缓风痿躄，何谓也？答曰：南方多湿，瘴气所袭，致脚痹者，名曰缓风也。

缓风为恙，食饮起居如故，卒起脚屈弱者，即是也。

脚弱顽麻，若挛拘，反不湿肿者，名干脚气也；肿者为湿脚气，剧者如瓜瓠也。

风湿，身肿脉洪，小便涩而脚弱者，宜越婢加术汤主之。

脚胫软弱，顽痹，若转筋，胸满短息者，宜大槟榔汤。

大槟榔汤方

槟榔一钱　生姜二分　青皮五分　茯苓一钱　厚朴一钱　桑白

---

① 蛇状子：北大本作"蛇床子"，义长。

皮一钱　吴茱萸五分　半夏一钱　白芥子三分　木瓜五分

上十味，以水二升，煮取一升，去滓，分温服。

脚肿渐长，诸药不禁者，须急攻之，后利渗道，此谓劫其重势也，宜白花汤主之。

白花汤方

白桃花一钱　槟榔三分　枳实三分　茯苓五分　麦芽炒，一钱　生姜三分

上六味，以水二升，煮取一升，去滓，分温服。

脚气始起，多不令人识，饮食语言气力如故，惟渐顽痹蹎蹶①，寒风湿之病也。

脚气奔腾，毒气鼓击，痰喘悸动，息迫而欲死者，宜与铁浆支之。

脚气毒入腹，喘满气粗，昏眩躁烦，四肢厥寒，脉沉伏者，宜杉节汤主之。

杉节汤方

杉节炒，一钱　白芥子一钱　槟榔一钱　枳实一钱　生姜三分　吴茱萸三分

上六味，以水二升，煮取一升，去滓，分温服。

论曰：浊气所袭，深入髓，元阳不能煦，遂致疼痛，此为寒湿，宜乌头桂枝汤主之。

乌头桂枝汤方

乌头

上一味，以蜜二升，煎减半，去滓，以桂枝汤一升解之，

---

① 蹎（diān 颠）蹶：跌倒伏地。

服二合，不知，即服三合。

风湿血痹，身体不仁，若四肢痿弱者，山蓟菜汤主之。

山　菜汤方

山蓟菜一钱　防风一钱　当归一钱　牛房子一钱　甘草三分

上五味，以水二钟，煮取一钟，去滓，分温服。

发热恶寒，手脚关节掣痛，名白虎历节风，风毒鼓击所致也。

脚肿疼痛，若痿躄，脉洪数，小便如血，宜白虎加桂枝汤主之。

肢节疼痛，身体尪羸，脚肿如脱，头眩短气，温温欲吐，桂枝芍药知母汤主之。

桂枝芍药知母汤方

桂枝三分　芍药五分　麻黄五分　防风五分　知母五分　白术五分　附子二分　甘草三分

上九味，以水二合，煮取一合，去滓，分温服。

历节风病，若脚气挛急，不可屈伸者，宜乌头汤。

乌头汤方

麻黄一钱　芍药一钱　黄芪五分　甘草三分　川乌一钱，咬咀，以蜜二升，煎取一升，即出乌头

上五味，咬咀，以水二升，煮四味，取一升，去滓，内蜜煎中，更煎之，服三合，不知，再三服之。

寒湿疼痛，脚胫挛拘，热肿，若瘦削，是属鹤膝风也，宽筋凉血汤主之。

宽筋凉血汤方

防风　威灵仙　牛膝　小连莪　当归各二钱　寒水石　芍药

各三钱　甘草　生姜各一钱

上九味，以水二升，煮取一升，去滓，分温服。

痢疾稍解，反脚痛乏力，此转属鹤膝也，宜宽筋温血汤主之。

宽筋温血汤方

防风　牛膝　当归　芍药各一钱　桂枝　附子各七分　甘草五分

上七味，以水二升，煮取一升，去滓，分温服。

风湿疼痛，若血痹不仁，若鹤膝痿弱，诸身体顽麻，俱宜麻黄膏服之。

麻黄膏方

麻黄三两　桂枝一两　胶饴一斤

上三味，以酒一斗，煮二味，减二升，去上沫及滓，内胶饴，再煮为膏，每服弹丸大，日五六次。

腰脚寒痹不仁，痿弱，身无大热者，宜芥子膏涂之。

芥子膏方

白芥子不拘多少

上一味，研如泥，温酒调涂，日二三次。

病人胸腹挛急而跖跛，此为痼瘕，若虫块所致，宜以法治之。

体筋弛，脚力空脱，行动难支者，宜三妙汤主之。

三妙汤方

牛膝一钱　黄柏三分，炒　知母一钱　杜仲一钱　破故纸一钱
桂枝三分　附子三分　甘草三分　生姜三分

上九味，以水二升，煮取一升，去滓，分温服。

脚气瘘躄，虽夏月常须着绵裈，至冬寒倍令两胫温暖，得微汗为佳，常令按摩，数劳动关节，令气血通畅，此拒风湿之法也。

阴亏则形坏，故肢体为之废弛，膝膑肿大，不能行步，名曰鹤膝风，血燥剧者，不可治。

风痹寒湿，痿痹偏废，若鹤膝，膝膑疼痛如虎咬者，宜樟木汤浴之。

樟木汤方

樟木屑一斗　桐木皮五升

上二味，以水一斛，煎以浴痛处，日七八次，以痛定为度。

脚气，房劳虚乏，少阴脉不至，肾气微，少精血，奔气促迫，上入胸膈者，为难治。

脚气冲心，恍惚气急，四肢厥，额汗出，脉乍大乍小者，不可治。

脚气之为恙，不得大补，亦不可大泻，多由气实而死，气虚者亦难治

附录　护养

儿护养，皆失于姑息，富家过爱，遂多夭横，贫家不及，反得寿长。

儿受三分冷，吃七分饱，此为护养之要。

儿心胸要冷，背腹要温，哭是歌，不哭不偻罗也。

儿有胸无心，病多从口成，乳后勿与食，食后勿与乳。

儿乳养缺者，必致疳病，药补是不如食补也。

儿头以凉为要，足以温为要。体易虚易实，勿服多寒，勿服多热。

儿敏解人意，是真阳发泄，恐难养。

儿瘦，先捡乳饵，一碗粥胜一斤参。

儿肌肤鲜明者，有留饮，宜渗泄方；青暗者，有寒毒，宜温散方。

儿额有筋而颈细，身体乏力者，属疳病也，宜赤风蛤唊之。

风者，百病之长；食者，百治之原。饮食不能者，不可治。

儿妄笑者，为心虚；笑少者，为心实。

儿谷肠多虫，乳肠少虫，有病者，胎毒也。

儿谷气胜于元气者，体肥而多病；元气胜于谷气者，体瘦而少病。

诸病解后，脾胃必衰弱，强食则发热而腹满，是食复也。

病人贪食者，当减也。若恶者反要强，何以论之？曰：贪即恶之基，恶者，真元不支故也。

寒热必有真假，真者勿慢治，假者勿拘泥。

病候有真假，真者隐伏，多在里；假者发见，多在表。

儿吃热勿吃寒，吃软勿吃硬，吃少勿吃多。

医有常变，有宽急。勿以常为变，勿以变为常，勿以宽为急，勿以急为宽。

方有君臣，有佐使。勿以君为臣，勿以臣为君，勿以佐为使，勿以使为佐。

方有多有单。多者，补泽所用也。单者，攻击所用也。致偏废者，有偏见也。

剂有寒因热用，有热因寒用，有寒因寒用，有热因热用。寒因热用，热因寒用，此为从治所用也。寒因寒用，热因热用，此为反治所用也。

医有反治，有从治。体实者，反治所宜。体虚者，从治所宜。反治者为常治，从治者为变治。

问曰：医有逐机，有持重，何也？答曰：逐机者，逐病候而转方也。持重者，重病因而不转方也。若识逐机者，假令一日转百方，不为以误也。若识持重者，假令百岁用一方，亦不为以误也。

凡诊病者，当以一级重决之也。若以轻决之者，必取败缺也。

医之为技，剂也易处，病也难诊。若置其诊，而欲拟其剂者，未可与论也。

儿病始吐蛔者，为热，病当差。终吐蛔者，为寒，病不可治。

问曰：病热，用寒方益盛，用热方反安者，何也？答曰：夏月体热，然反灌热汤，后身自凉也。假令如火烧疮，急忍痛而灸，后痛顿减，此皆从治之类也。

问曰：医有从治，有反治，何谓也？答曰：热用寒，寒用热，此为反治。热用热，寒用寒，此为从治。病轻者，反治所宜也。病重者，从治所宜也。

儿暴泻昏沉，脉微弦而四肢冷，若惊惕者，冬月易治，夏月难治。

病始为实，终为虚。暴虚者易治，渐虚者难治。儿病多兼蛔，以脾虫故也。始吐蛔者佳，终吐蛔者不佳。

儿未期月而生者，致脚弱，以筋骨有所缺也。

医技，非剂而在匕，以剂说治者，未可与论也。

诊病要在气息，气息安静者生，短息者死。

癖块，有磨法无泻法，若妄攻者，真元必伤，不可治。

儿腹有块者，不问食癖、虫块，俱为恶候，须急论治。

诊病以银海①为要，虚实必显，以精粹所奏②故也。

病五实者死，五虚者亦死。

病多反复者，不可治也。

---

① 银海：指人的眼睛。
② 奏：通"凑"。

跋

　　凡天地之间，粗者易求，精者难得，犹金玉之寡，瓦石之多。从昔医书虽多，其精者鲜矣。大方脉家，则伤寒论其精者欤。顷者，清周士祢先生著《婴儿论》，其识全出于长沙之肠，是小方脉家之精者也。呜呼！海内有此两书也，诚贵于彼金玉。盖医道书矣，其他假令有所取，犹砂石中之琐金耳。獮幸得其金玉之精者，固忘固陋，漫染兔毫①，以为跋。

宽政丁巳之岁平安侨屋广川獮谨书

　　此书虽专主婴儿，然至杂病篇，则大人当亦兼疗焉。譬犹《伤寒论》以兼疗杂病然矣。盖多奇方妙论，余屡试屡验，今不敢自秘，遂命剞劂，以与世共之云。

宽政九年岁次丁巳夏六月平安瑶池斋藏

---

　　① 兔毫：用兔毛制成的笔。亦泛指毛笔。

校注后记

一、《婴儿论》的成书年代与版本现状

《婴儿论》为清·周士祢于乾隆四十三年（1778）撰写，原稿未刊行。此书十九年后传入日本，受到日本医家的高度重视，认为"周氏之精哑科，犹叶生鉴病于镜，脏腑癥结，了然可知也"，对其有较高的评价，并于日本宽政九年丁巳（1797）由平安书铺刻印出版。

目前，《婴儿论》国内版本无以得见，据薛清录主编的《中国中医古籍总目》（2007年12月第1版），现存版本主要是日本宽政九年丁巳（1797）刻本，收藏于北京大学图书馆、中国中医科学院图书馆、中华医学会上海分会图书馆（上海市医学会图书馆）。

中华医学会上海分会图书馆馆藏的《婴儿论》刻本，1990年曾作为《明清中医珍善孤本精选十种》之一，由上海科学技术出版社出版了影印本。

目前国内尚未见正式出版的有关《婴儿论》的校注本。

通过本次版本调研，发现北京大学图书馆馆藏的日本宽政九年丁巳（1797）刻本（简称"北大本"）与中华医学会上海分会图书馆馆藏的日本宽政九年丁巳刻本（简称"上海本"）虽略有差异，但很可能为同一版本。具体从两方面比较如下：

一方面，从全书的编排顺序上看：上海本按序（两篇）、正文（八篇）、附录（一篇）、跋（两篇）顺序编排；北大本按序（两篇）、目次（一篇）、正文（八篇）、附录（一篇）、跋（两篇）顺序编排。其主要差异是：北大本序言后正文前有"婴儿

论目次"的编排，上海本则没有"目次"的编排。

另一方面，从全书的排版形式和内容上看：上海本与北大本"序""跋""附录"从排版形式到内容完全相同；上海本《婴儿论》"序"之后无"目次"方面的内容，北大本《婴儿论》"序"之后有"目次"，其"目次"内容是有关方剂的；上海本与北大本"正文"排版形式完全相同，"正文"内容除个别字不同（在校注时已多有涉及）外，余无差异。

二、《婴儿论》部分馆藏版本特征

版本登记表

项目	单元	版本1	版本2	
初始信息	收藏单位	北京大学图书馆	中华医学会上海分会图书馆（上海市医学会图书馆）	
	索书号	LX/6633	善本书名册20683	
分类	四部分类	子部、医家类		
	医籍分类	幼		
书名著者	书名	婴儿论	婴儿论	
	卷数	1卷，附论1卷	1卷，附论1卷	
	朝代/国别	清朝	清朝	
	著者名称	周士祢	周士祢	
	著作方式	撰	撰	
	存卷数	1卷，附论1卷	1卷，附论1卷	
	存卷次	1	1	
	补配情况			
	所属丛书			

项目	单元	版本1	版本2	
版本	版本时代	日本宽政【1789－1800】	日本宽政	
	出版者名称			
	出版地	平安瑶池斋	平安瑶池斋	
	版本类型	刻本	刻本	
	藏版			
	牌记位置	末页	末页	
	牌记内容			
装帧	装帧形式	线装	线装	
	开本	32	32	
	册件数及单位	1函1册	2册	
	册件数说明			

三、本次古籍整理底本、参校本的确定

因中国中医科学院图书馆馆藏的版本无法获取亦无法查阅；北京大学图书馆馆藏的日本宽政九年丁巳（1797）刻本，保存完好，印刷较清晰，允许前往查阅，但只能获取小部分版本；中华医学会上海分会图书馆馆藏的日本宽政九年丁巳（1797）刻本，保存亦完好，印刷亦较清晰，该版本虽无法获取，但允许查阅且目前有影印本。故本次《婴儿论》整理，以中华医学会上海分会图书馆馆藏的版本为底本，以《金匮要略》《伤寒论》等古典医籍作为参校。

四、《婴儿论》的主要学术思想

从新生儿到婴幼儿，凡属儿科疾病《婴儿论》多有论及，涉及内科、外科、眼耳鼻喉五官科、传染性疾病等等，对常见

疾病辨证准确，立法处方精当，用药合理，所载方对发惊、疳、癖等小儿疾病有较好疗效，如日本医家广川子所言"某曩购此书，实如获异宝，既而验之，发惊、疳、癖诸症，率皆无不奇中。周氏之于小方脉，可谓精矣。"其论治的编写体例法于仲景，因此当时有"长沙氏而后千有五百年，今又出周氏，遂全其所缺"之说，被认为补充了仲景论儿科病辨治之不足。其学术思想主要特点如下：

1. 编写体例、诊疗体系效法仲景

周氏学术上以仲景学说为宗，然因其佚缺婴儿一门深为遗憾，故采用《金匮要略》"以病分篇，每篇内容以条文形式列出"的编写体例，撰写了《婴儿论》。此外，《婴儿论》"以病为纲，病证结合，辨证施治"的诊疗体系亦是效法仲景：首先，《婴儿论》以病分篇的编写体例，确立了病名诊断在儿科病中的纲领地位；其次，《婴儿论》各篇篇名基本以"病脉证并治"冠名，则进一步示人病与证相结合、脉与证合参、辨证和施治紧密结合在儿科病中的重要意义；再次，从各篇条文论述方式来看，大多先论述疾病的病因、病机或基本症状，然后分列证候、治法、方药，譬如疳病，周氏首先指明其病因病机是"五疳者，五脏所发见也。疳者属脾，脾实则无五疳。有五疳者，此为脾既病也"，接着指出疳病的基本症状是"肉脱血燥，腹硬而脉细数，若身热发作，若大便溏，小便必如米泔"，然后才论述疳病辨证及治法方药"疳有阳有阴，蒸热便难者，阳也；身肿便泻者，阴也""阳者宜寒凉方，阴者宜温热方""阳疳，宜柏皮汤主之""冷疳，宜养真汤主之"。《婴儿论》的编写体例、诊疗体系均效法《金匮要略》，可见周氏学术上受仲景的影响深远。

2. 辨证首重阴阳，方药每选仲景方

《婴儿论》对儿科疾病的辨证、分型、施治简明扼要，其辨证首重阴阳，方药每选仲景方。例如第三篇《辨发惊脉证并治第三》，首先直接指出"惊有阳有阴""儿肝气实盛，适与风气相搏，窜视反张，脉浮而弦者，名曰阳痫""儿元真虚弱，肝气独亢，睡惕露睛，脉细而弦者，名曰阴痫""病真热者，阳也；假热者，阴也。阳者发急惊，阴者发慢惊"，并明确提出急慢惊的具体治法是"急惊者宜寒泻方，慢惊者宜温养方"。对"阳痫为病，角弓反张，直视而脉促，若剧者，厥寒欲死，须要截风去痰。若热不减，减不足言，当急攻之"，用大承气汤。对"儿身体微热，慢跳休作，溏泻遗溲，此为纯阴也"之阴痫，用四逆加人参汤。

3. 重视饮食疗法

饮食治疗，即取食品如谷物、蔬菜、鱼肉蛋类治病，或适当配合一些药物。周士祢非常重视饮食治疗，如治小儿骨露血燥，咳喘而乏气力之疳咳，用苦酒鸡子方：鸡子一个，瀹熟去壳，以苦酒再煮，啖之；治病人体羸脾衰，脉微弱，食饮难进者，服食萝卜粥：陈米不拘多少、萝卜去皮，研作泥，等分，先以水煮陈米，作稀粥，纳萝卜，调和，再上火，四五沸；用栀子饭治疳热骨蒸，肌肉销铄者，以栀子四钱，加水一斗，煮取汁，以炊米，作粥食；治犬咬疮，用杏仁粥：杏仁一合、陈米一合，二味调和，煮熟食之；治一身尽黄，发热烦喘，胸满口燥之黄疸，用生萝卜啖之；治病人骨热起伏，其脉微数，四肢肉脱，一身血燥，用鳗鲡膏方：鳗鲡去头骨，三斤，清酒一斗，二味，以文火，煮为膏，随意食之。饮食治疗其味比药物可口，小儿更乐于接受食用，而且饮食疗法，简便易行，有益健康。

方名索引

婴儿论

一二〇

总 书 目

I

本　草